Hausaufgaben für Patienten

Herausgegeben von
Jürgen Buchbauer

Bibliografische Information der Deutschen Nationalbibliothek
Die Deutsche Nationalbibliothek verzeichnet diese Publikation in der Deutschen Nationalbibliografie; detaillierte bibliografische Daten sind im Internet über http://dnb.d-nb.de abrufbar.

Widmung
Für Linda und Vinzenz! (Harald Jansenberger)

Danksagung
Ich möchte mich bei der Firma Pedalo® für die angenehme Kooperation und für die Bereitstellung der abgebildeten Trainingsmittel bedanken. Zusätzlich gilt mein Dank Herrn Dimitri Baev für die angenehme Zusammenarbeit und die Bereitstellung der Homeoguard® Software, mit der die Gleichgewichtsmessungen des Fallbeispiels durchgeführt wurden. Des Weiteren gilt mein Dank auch dem Team des Hofmann-Verlags für die professionelle Unterstützung bei der Umsetzung des Buches. Außerdem bedanke ich mich bei Jürgen Buchbauer für die angenehme und professionelle Zusammenarbeit. Herzlichen Dank auch an Edith Lauber für die tolle Übungsdarstellung. Zuletzt möchte ich mich noch bei Johanna Klinglmüller bedanken, die als eine meiner ersten Klientinnen schon über Jahre bei mir trainiert und mich durch ihre positiven und begeisterten Rückmeldungen ebenso positiv in meiner Arbeit bestärkt und motiviert!

Im Text haben wir die männliche Form zur leichteren Lesbarkeit gewählt.

Bestellnummer 1441

Titelfoto und Fotos: Roland Hofer

Erschienen als Band 4 der Buchreihe „Hausaufgaben für Patienten"

Druck und Verarbeitung: Media-Print Informationstechnologie GmbH, Paderborn
Printed in Germany · ISBN 978-3-7780-1441-7

Inhaltsverzeichnis

Vorwort des Herausgebers

Die Buchreihe „Hausaufgaben für Patienten" richtet sich an die Betroffenen und deren Angehörige. Im vorliegenden Band 4 handelt es sich um „Hausaufgaben für Patienten mit Osteoporose."

Der Autor Harald Jansenberger hat sich nach dem erfolgreichen Erscheinen der Bände 2 und 3 zu neurologischen Themen, nun der Thematik der Osteoporose zugewandt. Als ausgewiesener Experte auf den Gebieten der Neurologischen Rehabilitation und Sturzprävention, sind Erfahrungen mit Osteoporose Patienten gleich bedeutend. Denn auch der ältere Osteoporose Patient ist sturzgefährdet. Die Osteoporose, charakterisiert durch eine verminderte Knochensubstanz und somit Instabilität der Knochenmasse, ist inzwischen eine Volkskrankheit geworden. Dies betrifft nicht nur allein alte Menschen, auch jüngere sind davon betroffen. Risikofaktoren neben Bewegungsmangel und unzureichender Ernährung bestimmter Wirkstoffe sind auch: Nikotin, Alkohol, Kalzium- und Vitamin-D-Mangel. Die Folgen sind am Bewegungsapparat des Betroffenen sichtbar: Rundrückenneigung, sowie eine insgesamt schlechte Haltung, die mit vermehrten Schmerzen in den Bereichen der Wirbelsäule und angrenzenden Gelenken einhergehen.

Bereits 1995 schreibt Professor Dr. med. Hackethal der Osteoporose drei Kardinal- und vier Sekundärursachen zu. Die Kardinalursachen sind zu wenig stabilisierendes Krafttraining, zu wenig Sonnenbäder und Liebeshormone. Die Sekundärursachen sind Medikamente und ihre Nebenwirkungen, Fehlernährung, Genussmittelmissbrauch, Stress und Mangel an Vitalität. Hackethal schlägt vor: „Sport als beste Vorbeugemaßnahme vom ersten bis zum letzten Tag". Indirekt wird somit der Osteoporose primär Bewegungsmangel und Fehlernährung zugesprochen. Dies ist insofern bedeutsam, weil genetische Faktoren für eine Osteoporose gleichermaßen mit einer Änderung des Lebensstils beeinflusst werden können. Entscheidend ist zunächst die Diagnose zur Absicherung, ob eine Osteoporose vorliegt. Da eine manifestierte Osteoporose erst im dritten Stadium der Diagnostik erkennbar ist, sollte bereits als Prävention in jungen Jahren ein Bewegungs- und Ernährungsprogramm in Angriff genommen werden.

An gezielt richtiger Bewegung und Vorschlägen zur Umsetzung einer gesunden Ernährung setzt dieser Band an. Um den Knochen in seiner Stabilität zu unterstützen, ist ein optimaler Vitamin-K-Spiegel erforderlich. Insbesondere Vitamin K2 bindet das Calcium in den Knochen und hält laut Dr. med. Jürgen Mohr es gleichzeitig von den Arterien fern. Er berichtet von Studien, bei denen der Vitamin-K2-Spiegel bei nur einem Fünftel lag, das Risiko für eine Hüftfraktur gleichzeitig um 30% anstieg (Mohr, 2009, S. 10+24). Eine Verbesserung der Knochendichte erzielt man überwiegend mit stabilisierenden Kräftigungsübungen, beispielsweise einer Kniebeuge. Es werden Schnellkraft- und Reaktionsübungen vorgestellt. Diese dienen auch neben den Sprungübungen dazu, die Knochendichte zu steigern. Auf Grund von unterschiedlicher Belastung und möglicher Überlastung auf Wirbelsäule und Gelenke im Sport, sind Gradeinteilungen von Belastungsspitzen erklärt. Die Knochendichte verbessert sich demnach primär auf Grund von Widerstandsübungen und nicht –, wie sehr oft angenommen – durch regelmäßiges Schwimmen. Wer nur schwimmt, verringert die Knochendichte und dies gilt auch für Leistungsschwimmer. Somit ist eine Kombination aus Kraft, Ausdauer, Gleichgewichts- und Schwimmübungen besser, als eine einseitige Trainings- und Lebensweise. Der Autor hat auch bedacht, dass ein Training im Fitnessstudio hilfreich ist und Hinweise gegeben, worauf zu achten ist. Ich wünsche den Betroffenen viel Erfolg bei der Umsetzung der in diesem Buch vorgeschlagenen Übungen und Hinweisen. Sinnvoll ist es, diese mit dem behandelnden Arzt abzusprechen.

Jürgen Buchbauer
Sportlehrer, Physiotherapeut

1 Osteoporose – Einführung

Osteoporose gehört zu den häufigsten Erkrankungen im höheren Erwachsenenalter. Man geht von 200 Millionen Betroffenen weltweit aus. Osteoporose ist eine generalisierte Skeletterkrankung und ist definiert als:

Osteoporose ist die Verringerung der Knochenmasse mit zunehmender Verschlechterung der Mikroarchitektur des Knochens, was zu einer größeren Knochenbrüchigkeit und somit zu einem erhöhten Knochenbruchrisiko führt.

Es gibt viele Faktoren, die das Osteoporoserisiko erhöhen. In Tabelle 1 finden sich Faktoren unterschiedlicher Bereiche.

Tabelle 1: Risikofaktoren für Osteoporose (vgl. Gruber, 2013)

Faktoren mit Einfluss auf das Osteoporoserisiko		
Genetische Faktoren	**Lebensstilfaktoren**	**Endokrine/iatrogene Faktoren**
▸ Ethnische Zugehörigkeit ▸ Geschlecht (weiblich) ▸ Graziler Körperbau ▸ Osteoporose bei den Eltern ▸ Genetische Besonderheiten	▸ Rauchen ▸ Alkoholkonsum ▸ Niedriges Körpergewicht ▸ Bewegungsarmut ▸ Längere Immobilitätsphasen (v. a. Während der Pubertät) ▸ Mangelernährung (wenig Kalzium und Protein) ▸ Vitamin-D-Mangel ▸ Mangelnde Sonnenlichtsaussetzung	▸ Schilddrüsendysfunktion ▸ Verfrühte Menopause ▸ Medikamente (u. a. Immunsuppresiva, Cortison-Präparate, Chemotherapeutika, Antiöstrogene, u. v. a.)

Bei dieser schwerwiegenden Erkrankung wird der Grundstein im Regelfall schon in jungen Jahren, meist durch zu geringe aber auch übermäßige körperliche Belastung, gelegt. Deshalb ist es wichtig besonders bei jungen Frauen schon auf Osteoporoseprävention zu achten. Neben der Zunahme der Knochenmineraldichte kommt es auch zum Knochen Längen- und Dickenwachstum. Die erreichte maximale Knochendichte ist abhängig von vielen Lebensstilfaktoren, wie sportliche Betätigung. Zusätzlich können Erkrankungen und Medikation sowie Essstörungen die Knochendichte negativ beeinflussen.

Nach dem Ende des Wachstums kommt es weiter zu Veränderungen der Knochenmineraldichte (KMD). Inaktivität bzw. geringe Belastung führen zu einer negativen Knochenbilanz (= Knochenabbau). Regelmäßige körperliche Betätigung wirkt sich positiv auf die Knochendichte aus.

Der Knochen ist ein sehr dynamisches Gewebe (vgl. Kerschan-Schindl, 2012), das regelmäßig erneuert und umgebaut wird. Aus diesem Grund sind Knochen auch so stark von der täglichen Belastung abhängig.

Tabelle 2: Rauchen und Frakturrisiko (vgl. Ward et al., 2001; in Neuberger, 2013)

Rauchen und Frakturrisiko		
	Raucher	Raucherinnen
Schenkelhalsbruchrisiko	+40%	+31%
Wirbelkörperbruchrisiko	+32%	+13%

Zehn Jahre nach Abschluss des Längenwachstums erreicht die Knochendichte ihr Maximum. Ab diesem Zeitpunkt werden zunehmend weniger Knochenzellen aufgebaut. Dieser Vorgang führt zu einem Verlust an Knochenmasse und Verringerung der Knochendichte. Bei Frauen beträgt dieser Verlust 0,5% vor und 2–8% nach der Menopause pro Jahr. Auch Männer verlieren an Knochendichte, erreichen aber durch eine höhere Ausgangslage den osteoporotischen Bereich deutlich langsamer und später. Ab einer Dichte von mindestens 2,5 Standardabweichungen unter dem bei jungen Erwachsenen üblichen Mittelwerten (T-Score) spricht man von Osteoporose. Ungefähr um das 80. Lebensjahr hat sich die Knochendichte im Vergleich zum Maximum halbiert. Hier spielen allerdings verschiedene Faktoren eine große Rolle, wie weit die Knochendichte abnimmt (vgl. Tab. 1).

Ein Modell, dass den Ab- und Aufbau von Knochenmasse zu erklären versucht, ist das Modell des Mechanostats (= Messfühler für Belastung) von Frost. Es beschreibt, dass die Verformung des Knochens, die durch Muskelaktivität ausgelöst wird, vom Mechanostat analysiert wird, und so Knochenmasse aufgebaut oder abgebaut

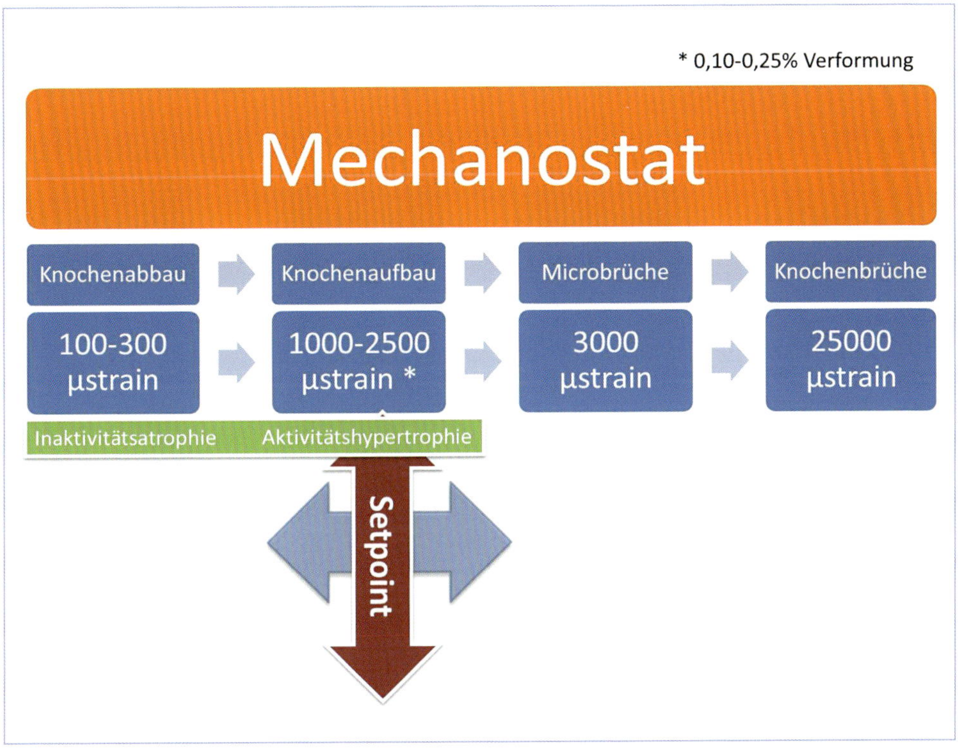

Abbildung 1: Modell des Mechanostats (Frost, 1987; in Köhler, 2008)

wird (vgl. Schönau et al., 2006). Dabei kann man bei Bewegungsmangel von Inaktivitätsatrophie (Knochenabbau) und Aktivitätshypertrophie (Knochenaufbau) sprechen (vgl. Köhler, 2008).

Das bedeutet, dass es eine gewisse Minimalbelastung geben muss, um überhaupt Knochenwachstum auszulösen (ca. 800 µs). Deshalb ist beim Training zur Osteoporoseprävention bzw. beim Training bei Osteoporose die Intensität von entscheidender Bedeutung! Neben der Intensität scheint aber auch die Belastungshäufigkeit eine Rolle zu spielen. So zeigt sich, dass bei häufig durchgeführten Trainingseinheiten, gleiche Effekte bei geringerer Intensität zu erwarten sind (vgl. Kerschan-Schindl, 2012) Unterschiedliche Intensitäten haben unterschiedliche Auswirkungen auf die Knochenstruktur (vgl. Tabelle 3).

Parallel zu den Verlusten an Knochendichte gehen im Alterungsprozess Muskelmasse und Muskelkraft verloren. Es wird von einer Verringerung der Muskelmasse von 50% zwischen dem Alter von 20 bis 90 Jahren ausgegangen. Dabei nimmt die Kraft bis zum 50. Lebensjahr vergleichsweise gering um 4–5% pro Jahrzehnt

Tabelle 3: Beschleunigung durch Bewegung in „g" und die Auswirkung auf den Knochen (vgl. Kerschan-Schindl, 2012)

Beschleunigung führt zu unterschiedlichen Anpassungen der Knochenstruktur	
Beschleunigung (g)	**Zunahme von ...**
1,1 g	Kortikale Dicke, maximales kortikales Drehmoment
2,5 g	Umfang des Knochens
3,9 g	Knochendichte
5,4 g	Kortikaler Querschnitt

ab. Bis zum 70. Lebensjahr gehen 15% pro Jahrzehnt verloren. Dieser Prozess beschleunigt sich weiter auf bis zu 2% Verlust an Kraft pro Jahr. Insbesondere die Schnellkraft ist von der Abnahme betroffen. Während die Maximalkraft ab dem 65. Lebensjahr 1–2% pro Jahr zurückgeht, reduziert sich die Explosiv und Schnellkraft um 3–4% pro Jahr (vgl. Dirks & Leeuwenburgh, 2005; Skelton & Beyer, 2003; Sinaki, 2010) Die Problematik der Osteoporose wird durch eine Minderung der mechanischen Belastbarkeit der Knochen hervorgerufen. Dies kann zu Spontanfrakturen führen, was sich vor allem in Wirbel-, Radius- und Schenkelhalsfrakturen äußert.

Tabelle 4: Einteilung der Osteoporose (vgl. Pfeifer et al., 2003)

Klinisches Stadium		Kriterien
0	Osteopenie (präklinische Osteoporose)	▸ Knochenmineralgehalt vermindert (T-Score: –1,0 bis –2,4 SD) ▸ Keine Frakturen
1	Osteoporose (ohne Frakturen)	▸ Knochenmineralgehalt vermindert (T-Score: % 2,5 SD) ▸ Keine Frakturen
2	Manifeste Osteoporose (mit Frakturen)	▸ Knochenmineralgehalt vermindert ▸ 1 bis 3 Wirbelfrakturen ohne adäquates Trauma
3	Fortgeschrittene Osteoporose	▸ Knochenmineralgehalt vermindert ▸ Multiple Wirbelfrakturen ▸ Oft auch extraspinale Frakturen

Anmerkung: Der T-Score gibt die Abweichung der gemessenen Knochendichte einer Person vom Durchschnittswert prämenopausaler Frauen und junger Männer an. SD bedeutet Standardabweichung zum Durchschnittswert.

Osteoporose kann in mehrere Phasen unterteilt werden (vgl. Tab. 4). Die Osteopenie geht dabei der nächsten Phase der Osteoporose ohne Frakturen voraus, die von der manifesten Osteoporose mit erfolgten Frakturen als drittes Stadium gefolgt wird. Die vierte Stufe, die als fortgeschrittene Osteoporose bezeichnet wird, ist definiert durch mehrere Wirbelkörper- und auch Frakturen außerhalb der Wirbelsäule.

Man unterteilt verschiedene Ursachen der Osteoporose. Bei Frauen steht die postmenopausale Osteoporose deutlich im Vordergrund. Danach folgen die sekundären Osteoporoseformen, die auf anderen Ursachen basieren (Bewegungsmangel, Nikotinabusus, Kortikoidgaben, Alkoholismus, Erkrankungen u. a.). Bei Männern überwiegen im Gegensatz zu den Frauen die sekundären Formen.

1.1 Osteoporose und Verletzungswahrscheinlichkeit

Zwar erhöht Osteoporose das Sturzrisiko nur bei zugleich bestehenden Beschwerden im Bereich der Wirbelsäule (vgl. Diegisser, 2013), jedoch steigt das Verletzungsrisiko im Falle eines Sturzes deutlich an. Die Knochenbrüche bei Stürzen haben in den letzten Jahren allgemein zugenommen, was besonders Brüche im Bereich des Oberschenkelhalses betrifft. Die Ursachen werden in der höheren Lebenserwartung gesucht, und durch Zunahme der Osteoporose begründet. Dabei wird die Bedeutung der Osteoporose relativiert: Bei einem Sturz aus Standhöhe auf die Trochanterregion (= Hüftnahe Stelle seitlich am Bein, an der der Knochen sehr nahe unter der Haut ist.) entwickeln sich ohne Schutzmechanismen für die Knochen eines alten Menschen enorme Belastungsspitzen, die bis zu 50% über der Frakturgrenze liegen. Daraus folgert man, dass bei einem alten Menschen, der auf keine schützenden Mechanismen zurückgreifen kann, der Knochen bricht, egal ob diese Person unter Osteoporose leidet oder nicht. Natürliche körperliche Schutzfaktoren zur Reduzierung des Frakturrisikos sind ausreichend Muskelmasse und Fettgewebe.

Es gibt allerdings einen sehr hohen Zusammenhang zwischen körperlicher Bewegung, Stürzen und einer Fraktur des Oberschenkels. Es ist deshalb entscheidend körpereigene Fähigkeiten und Reflexe zu trainieren, um seltener zu stürzen und im Falle eines Sturzes reflexartig richtig zu reagieren.

Allgemein werden zur Sturz- und speziell zur Frakturprävention an den Grad der Osteoporose angepasstes intensives Krafttraining (vgl. Tab. 6), Balancetraining, die Gabe von Vitamin D und Kalzium, sowie sogenannte (evidenzbasierter) Anti-Osteoporose-Medikamente empfohlen (vgl. Rizzoli et al., 2009).

1.2 Erfolgsaussichten durch Training

Osteoporose ist eine Erkrankung, die von Bewegung profitiert und der mit Bewegung vorgebeugt werden kann. Es ist dabei von entscheidender Bedeutung die richtigen Belastungsdosierungen für die unterschiedlichen Zielgruppen zu erreichen, da falsch gewählte Bewegungsformen unwirksam oder sogar kontraproduktiv sein können. Dabei muss grundlegend zwischen Training zur Osteoporoseprävention und Training bei Osteoporose unterschieden werden, da schon die Zielsetzung eine andere ist.

Die Empfehlungen für das Training bei bzw. auch zur Vorbeugung von Osteoporose gestalten sich folgendermaßen:

Um Osteoporose vorzubeugen, muss bereits im Kindesalter mit regelmäßiger Bewegung begonnen werden, damit eine möglichst hohe „peak bone mass" (Maximale Knochendichte/-masse) erreicht werden kann. Dabei scheinen Bewegungsformen mit Sprungelementen besonders wirkungsvoll zu sein. Im Erwachsenenalter eignen sich zur Vorbeugung besonders Sportarten, bei denen das eigene Körpergewicht gegen die Schwerkraft beschleunigt werden muss, bzw. die 1,5- bis 5-fache Belastung des eigenen Körpergewichts (vgl. Lirani-Galvão, 2010) auftritt (vgl. Tab. 3). Insbesondere kräftigende Elemente und koordinative Anforderungen müssen bei Sportarten vertreten sein. Bei reduzierter Knochendichte und Osteoporose sind vor allem Bewegungsformen, mit wechselnden Zug- und Druckbelastungen emp-

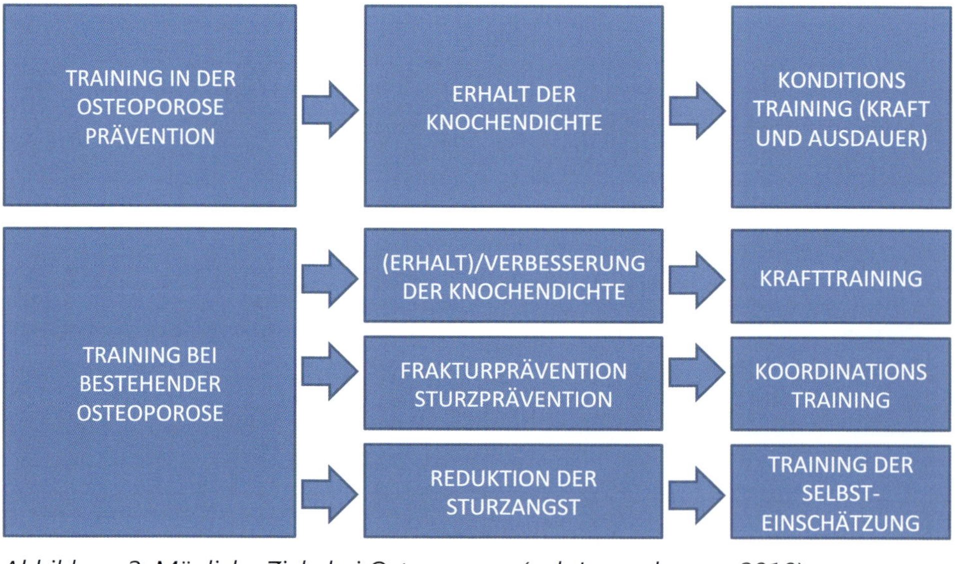

Abbildung 2: Mögliche Ziele bei Osteoporose (vgl. Jansenberger, 2010)

fehlenswert. Um die Knochendichte zu erhöhen, müssen allerdings höhere Kräfte einwirken, als sie z. B. beim Gehen entstehen. Aus diesem Grund sollten Kraftübungen mit nach Schweregrad angepasster Intensität erfolgen. Zusätzlich sollten Bewegungsformen mit erhöhten „Impact"-Kräften (= erster Stoß, der auf den Knochen wirkt, bevor die Muskulatur antworten kann.) gewählt werden.

Die Haupt-Zugänge der motorischen Interventionen zur Verbesserung der Knochendichte und zur Verringerung des Verletzungs- bzw. Sturzrisikos lassen sich in mehrere Bereiche zusammenfassen (vgl. Tabelle 5).

Tabelle 5: Trainingsformen und Zielsetzung (vgl. Jansenberger, 2010)

Erhöhung der Knochendichte	Reduzierung des Sturzrisikos	Verringerung der Sturzangst
▸ Krafttraining ▸ Impact-Training ▸ Training der Sensomotorik	▸ Krafttraining ▸ Gleichgewichtstraining (dynamisch und spezifisch, Multitasking Aufgaben) ▸ Tai Chi ▸ Training funktionaler Fähigkeiten	▸ Tai Chi ▸ Selbsteinschätzung schulen

1.2.1 Gleichgewichtstraining

Gleichgewichtstraining kann bei annähernd allen Personen erfolgsversprechend eingesetzt werden. Das Gleichgewicht ist so gut trainierbar, dass Personen, die erst im Alter begonnen haben zu üben, ähnliche Werte erzielten, wie jene, die ihr ganzes Leben lang geübt hatten. Es gibt mehrere Formen des Gleichgewichts, die erfolgreich trainiert werden können:

- Das kontinuierliche (statische und das dynamische) Gleichgewicht, das uns hilft eine Position bzw. eine Fortbewegungsart beizubehalten,
- das reaktive Gleichgewicht, das uns bei Störung des Gleichgewichts richtig reagieren lässt und
- das Proaktive Gleichgewicht, das uns hilft Situationen richtig einzuschätzen und diese dann zu meistern (vgl. Abb. 3).

Besonders effektiv sind verknüpfende Bewegungskonzepte (multimodale Vorgehensweise): Gleichgewichtstraining in Kombination mit Kraft und Gangtraining, Tai Chi und Computergestütztes Gleichgewichtstraining (vgl. Kang et al., 2013).

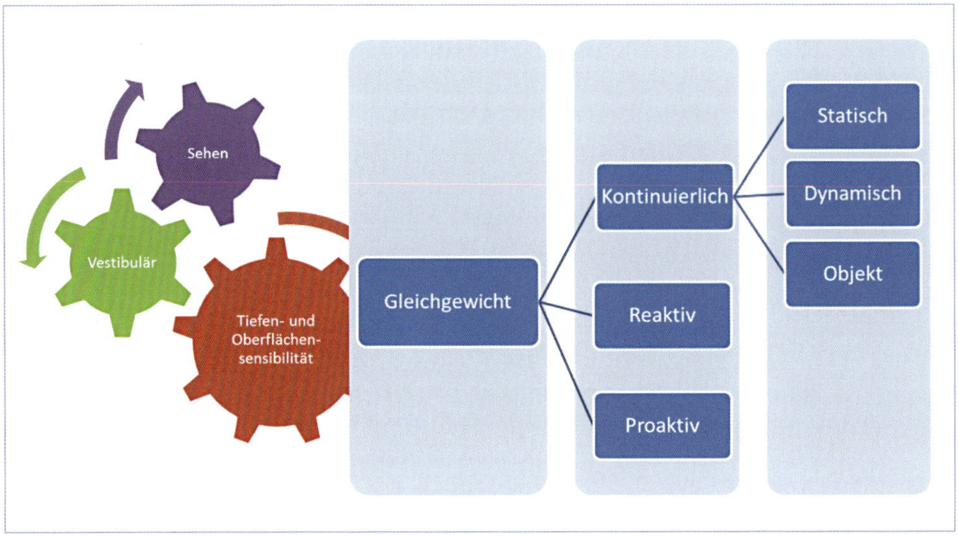

Abbildung 3: Das Gleichgewicht („vestibulär" bezieht sich auf das Gleichgewichtsorgan im Ohr)

Gleichgewichtstraining mit dem Ziel der Sturz- und Frakturprävention muss unbedingt auf spezifische Risikofaktoren abzielen, wie Untersuchungen beweisen. Sofern die Spezialisierung erfolgt, beziehungsweise die Risikofaktoren genau geprüft werden, können Reduzierungen des Sturzrisikos von ca. 50% erwartet werden.

Ergänzend muss dem Gleichgewichtstraining der Schwerpunkt „lösen von Mehrfachaufgaben" hinzugegeben werden. Altersbedingte Gangveränderungen verstärken sich bei sturzgefährdeten Personen, wenn Mehrfachaufgaben zu lösen sind. Während nicht sturzgefährdete Ältere ihr Gangbild bei Mehrfachaufgaben kaum verändern, kommt es in beschriebenen Parametern zu deutlichen Unterschieden, wenn die Person sturzgefährdet ist (vgl. Toulotte et al., 2006; Faulkner et al., 2007; Muhaidat et al., 2010). Dieser Umstand muss besonders auch bei Osteoporose berücksichtigt werden.

1.2.2 Krafttraining

Krafttraining verbessert die Lebensqualität, erhöht die Knochendichte und trägt zur Sturzprävention bei. Zusätzlich werden das Sturzrisiko beeinflussende Veränderungen des Gangbilds durch Krafttraining verbessert. Besonders wichtig ist die progressive Steigerung der Belastung, um die gewünschten Erfolge langfristig erzielen zu können.

Tabelle 6: Allgemeine Empfehlungen und Krafttrainingsempfehlungen zur Vorbeugung und bei Osteoporose (vgl. Begerow et al., 2004; Lirani-Galvão, 2010; Preisinger, 2010; Sinaki, 2010)

Grad der Osteoporose (T-Score)	Krafttraining			Weitere Trainingsprogramme	
	Intensität	WH/ Häufigkeit	Ziel	Konditionelle Empfehlungen	Verletzungs-/ Sturzprävention
Gesunde postmenopausale Frauen	60–90% der Maximalkraft	6–8, 2–3x pro Woche	Verbesserung der intramuskulären Koordination geringe bzw. ohne Hypertrophie	Sprünge mit maximal 5-facher Belastung des eigenen Körpergewichts (mehrere Richtungen), Stepping, Laufen	Gleichgewichtstraining sowohl dynamisch als auch im Stehen, Tai Chi, Multitasking, Reaktionstraining
Grad 0 Osteopenie (–1,0 bis –2,5 SD)	Bis 60–80% der F_{max}	10–15/ 2x pro Woche	Verbesserung der intramuskulären Koordination, Muskelwachstum, Sturzprävention	Ausdauertraining (ca. 70% der max. Herzfrequenz), Step-Aerobic	Gleichgewichtstraining sowohl dynamisch als auch im Stehen, Tai Chi, Multitasking, Reaktionstraining, Sprungübungen, Alltagsorientiertes Training
Grad 1 (–2,5 SD) keine Frakturen	Beginnend bei 50% der F_{max} (statisch gemessen)	20–30	Sanfter Kraftaufbau ohne hohe Belastungsspitzen	Ausdauertraining (ca. 70% der max. Herzfrequenz), Step-Aerobic	Gleichgewichtstraining sowohl dynamisch als auch im Stehen, Tai Chi, Multitasking, Reaktionstraining
	Steigern auf 60–80% der F_{max}	10–15	Verbesserung der Maximalkraft durch Hypertrophie	Ausdauertraining (ca. 70% der max. Herzfrequenz), Step-Aerobic	
Grad 2–3 (–2,5 SD) erste Frakturen Wirbelkörper- und/oder Extremitätenfrakturen	Anfangs isometrische Übungen	4x10–12 Sek.	Kraftgewinn ohne Gefährdung bei dynamischen Übungen	Ausdauertraining (ca. 70% der max. Herzfrequenz	Gleichgewichtstraining sowohl dynamisch als auch im Stehen, Tai Chi, Multitasking, Reaktionstraining, Alltagsorientiertes Training
	Später dynamische Übungen 50% der F_{max}	20–30	Sanfter Kraftaufbau ohne Belastungsspitzen		
Bei älteren Frakturen (mehr als 2 Jahre)	50% der F_{max}	20–30	Kraftaufbau, Sturzprävention, Verbesserung im Alltag	Ausdauertraining (ca. 70% der max. Herzfrequenz), Step-Aerobic	Gleichgewichtstraining sowohl dynamisch als auch im Stehen, Tai Chi, Multitasking, Reaktionstraining, Alltagsorientiertes Training

Intensives Krafttraining erhöht die Knochendichte. Dabei werden Intensitäten von 60–80% bzw. 70–90% des persönlichen Maximums gefordert (vgl. Lirani-Galvão, 2010). Entscheidend sind die regelmäßige Durchführung (2–3x pro Woche) und die Dauer von mindestens einem Jahr. Zusätzlich scheint eine möglichst schnelle Bewegungsausführung der konzentrischen Phase (= der Teil der Übung, in der der Muskel sich anspannt) einem in der Geschwindigkeit gleichmäßig durchgeführtem Krafttraining in Bezug auf die Knochendichte überlegen zu sein.

Am Beispiel einer Untersuchung bei postmenopausalen Frauen lässt sich feststellen, dass sich die Kraft der Rückenstreckmuskulatur innerhalb von 6 Monaten verdoppeln lässt. Das Training wurde 2 Jahre durchgeführt. Bei der Kontrolluntersuchung nach 10 Jahren zeigte sich in der Kontrollgruppe eine 3-mal höhere Zahl an Wirbelkörpereinbrüchen als in der Versuchsgruppe (vgl. Borgo et al., 2010).

Epidemiologische Studien haben gezeigt, dass Personen, die ein Leben lang Bewegung durchgeführt haben, im Alter ein um 50% verringertes Frakturrisiko aufweisen. Dies wird auf den Umstand zurückgeführt, dass weniger Stürze auftreten. Aber auch Personen, die mit körperlicher Aktivität beginnen, können eine Reduzierung der Wahrscheinlichkeit von Hüftfrakturen zwischen 42% bei Frauen und 38% bei Männern erreichen. (vgl. Karlsson et al., 2008) Eine Untersuchung fand auch keinen zu erwartenden Rückgang von Muskelkraft, Gleichgewicht und sturzbedingten Frakturen durch ein Knochendichte erhöhendes Training zu Hause durchgeführtes Übungsprogramm.

Es scheint sich in den Untersuchungen, die Übungsprogramme einsetzen, die auf eine Erhöhung der Knochendichte abzielen, abzuzeichnen, dass bei Frauen über 65 Jahre durch körperliche Betätigung der Verlust an Knochenmasse aufgehalten beziehungsweise verlangsamt werden kann. Die Knochendichte lässt sich sogar nachweislich steigern. So ist eine Zunahme der Knochendichte von 3% innerhalb von 16 Wochen möglich (vgl. Karlsson et al., 2008). Um das Sturzrisiko zusätzlich zu vermindern muss das Training auch auf die Reduzierung der übermäßigen Kyphose im BWS-Bereich ausgerichtet sein.

1.2.3 Training der Sensomotorik

Das Training der Sensomotorik (Verbindung von Kraft- und Koordinationstraining) nimmt einen besonderen Stellenwert ein. Zum einen sind Belastungsspitzen, wie beim Krafttraining, sowohl für Kreislauf als auch für den aktiven und passiven Bewegungsapparat deutlich geringer bzw. einfacher zu kontrollieren. Zum anderen zeigt sich diese Form des Trainings höchst effektiv in Kraftaufbau und Verbesserung sensomotorischer Leistungen. Forscher kommen zu dem Ergebnis, das

Sensomotorisches Training (bei 60- bis 80-Jährigen) sogar effektiver ist als reines Krafttraining, sogar in Bereichen (Maximal- und Schnellkraft), die eigentlich dem Krafttraining zugeschrieben werden. Schwesig et al. (2006) konnten im Vergleich von Osteoporose-Patienten und gesunden Älteren bei beiden Gruppen, insbesondere aber bei Osteoporose-Patienten, deutliche Verbesserungen im sensorischen System erzielen.

Wichtig ist es das Training an den Alltag zu adaptieren. Kraft- und Koordinationstraining muss bezüglich funktionellerer Bewegungen, die dem Alltag nachempfunden sind, trainiert werden. Dies hat bei Untersuchungen zu Verbesserungen in Bezug auf Sturz- und Verletzungsrisiko bei älteren Menschen geführt.

1.2.4 Impact-Training

Bewegungsformen mit sogenannten „Impacts" scheinen die Knochendichte zu erhöhen. Trainingsformen dazu sind z. B. Laufübungen („intermittent jogging"). Gehen allein scheint die Knochendichte nur zu erhalten.

Bei den „Impacts" (= Erster Kontakt z. B. des Fußes am Boden) muss mindestens das 1,5-fache des eigenen Körpergewichts an Intensität erreicht und das 5-fache des eigenen Körpergewichts sollte nicht überschritten werden. Im Vergleich schei-

Tabelle 7: Zusammenfassende Trainingsempfehlungen zur Osteoporose Prävention und bei Osteopenie

Trainingsinhalt	Belastungsnormativa	Häufigkeit	Effekt
Krafttraining	60–80% der Maximalkraft (F_{max})	Anfangs einmal, später 2–3x pro Woche	Verbesserung von Maximalkraft und Knochendichte
Ausdauertraining	Grundlagenausdauertraining, Medium bis High Impact Komponenten (Intensität: 1,5- bis 5-faches des eigenen Körpergewichts)	2–3x pro Woche	Verbesserung der aeroben Kapazität und der Knochendichte
Koordinationstraining	Training der koordinativen Fähigkeiten mit dem Schwerpunkt des statischen und dynamischen Gleichgewichts Angepasstes Tai Chi	2–3x pro Woche	Frakturprävention durch verringertes Sturzrisiko

nen „hohe impact“ (z. B.: Springen) und „mittlere impact“ Sportarten (z. B.: Tanzen, Aerobic, Schrittwechsel ...) denselben Trainingseffekt bezüglich der Zunahme der Knochendichte zu bieten, und empfehlen sich somit mehr für ältere oder gar gebrechliche Personen.

Zusammenfassend sollte ein zielgerichtetes Training bei Osteoporose multimodal angelegt werden und Zielgruppenorientiert sein (vgl. Tab. 6+7). Neben Krafttraining für den ganzen Körper mit Schwerpunkt auf Rumpf- und Beinmuskulatur sollten Übungsformen mit Impacts durchgeführt werden. Auch stehen das Training von Koordination, mit dem Schwerpunkt Gleichgewicht, und die Verbesserung der Beweglichkeit im Vordergrund. Ergänzend sollte ein Grundlagenausdauertraining durchgeführt werden (vgl. ACSM & Kohrt et al., 2004). Durch diesen mehrschichtigen Zugang wird nicht nur die Knochendichte erhalten bzw. verbessert, sondern Personen mit Osteoporose verbessern ihre Lebensqualität und beugen langfristig Verletzungen durch Stürze vor.

1.2.5 Fallbeispiel Osteoporose-Training

In einer Osteoporose-Trainingsgruppe, die sich zweimal im Jahr für jeweils 10 Einheiten pro Semester trifft, konnten durchaus schon beachtliche Erfolge erzielt wer-

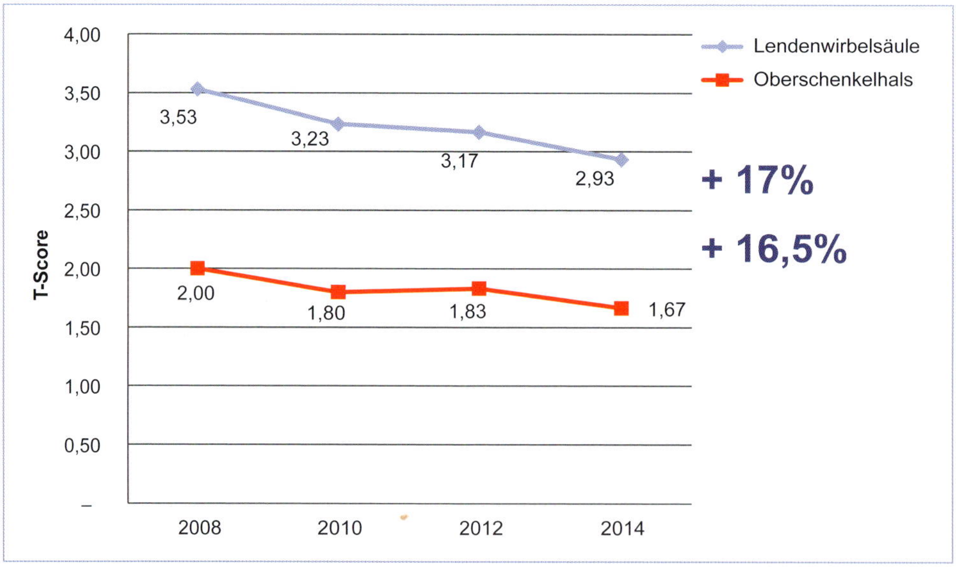

Abbildung 4: Fallbeispiel Osteoporose-Trainingsgruppe (1x wöchentlich): Dargestellt wird das Absinken der Abweichung (T-Score) Richtung normalem Durchschnittswert und somit eine Steigerung der Knochendichte

den. Die teilnehmenden Damen konnten bei einem Trainingsaufwand von einmal pro Woche in der Gruppe und regelmäßigem selbstständigen Training (Ausdauersport, Tai Chi, u. a.) die Knochendichte deutlich verbessern (vgl. Abb. 4). Natürlich wäre ein dauerhaftes Training für einen höheren Erfolg wünschenswert, allerdings gibt es für jeden (zum Glück) ein Leben abseits der Osteoporose. Bei entsprechender Selbstdisziplin hinsichtlich selbstständigen Trainings und blockweise durchgeführten (entsprechend intensivem) Training, können auch deutliche Erfolge erwartet werden (vgl. Abb. 5a).

Die Osteoporose-Trainingsgruppe trainiert mit einer Mischung aus Koordinations- (Sensomotorik), Kraft- und Impacttraining. Dabei liegt das Augenmerk auf der entsprechenden Intensität und unmittelbarem Feedback. Die teilnehmenden Personen schätzen sich einerseits subjektiv hinsichtlich der Belastung ein. Andererseits werden dazu parallel auch die Leistungsdaten erhoben und ständig aktualisiert. Damit wird ein entsprechender Leistungsfortschritt erzielt. Besonders beim Koordinationstraining werden vor allem das reaktive Gleichgewicht und das proaktive Gleichgewicht betont. Hinzu kommen Störungsbedingungen (Dual- bzw. Multitasktraining) im Hinblick auf bessere Umsetzung der Leistungszuwächse im Alltag.

In Abbildung 5a zeigt sich exemplarisch die Verbesserung des Kraftstoßes beim fünfmaligen Aufstehtest über einen Zeitraum von acht Monaten. Dabei konnte die

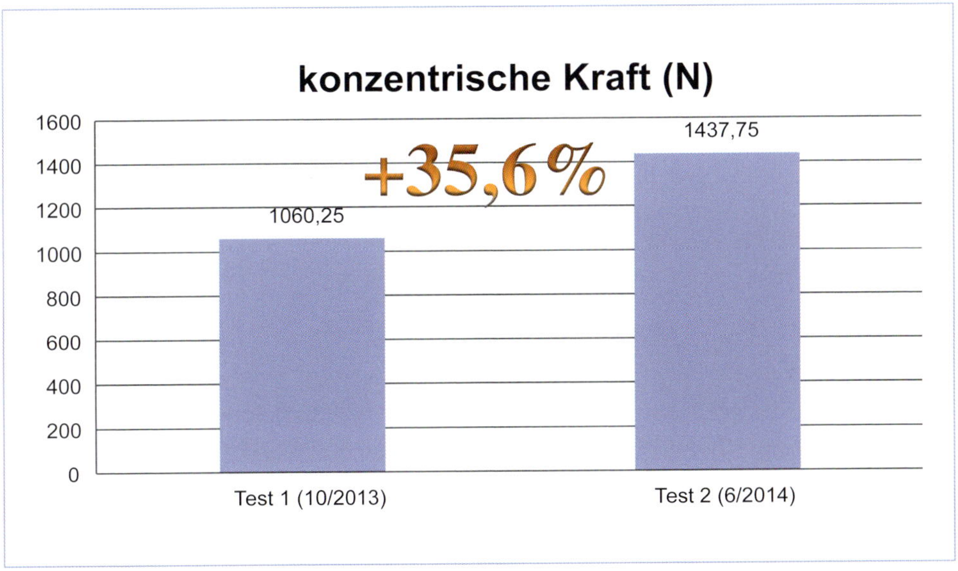

Abbildung 5a: Verbesserung des Kraftstoßes in N beim fünfmaligen Aufstehtest. Gemessen mit einem Beschleunigungsmesser

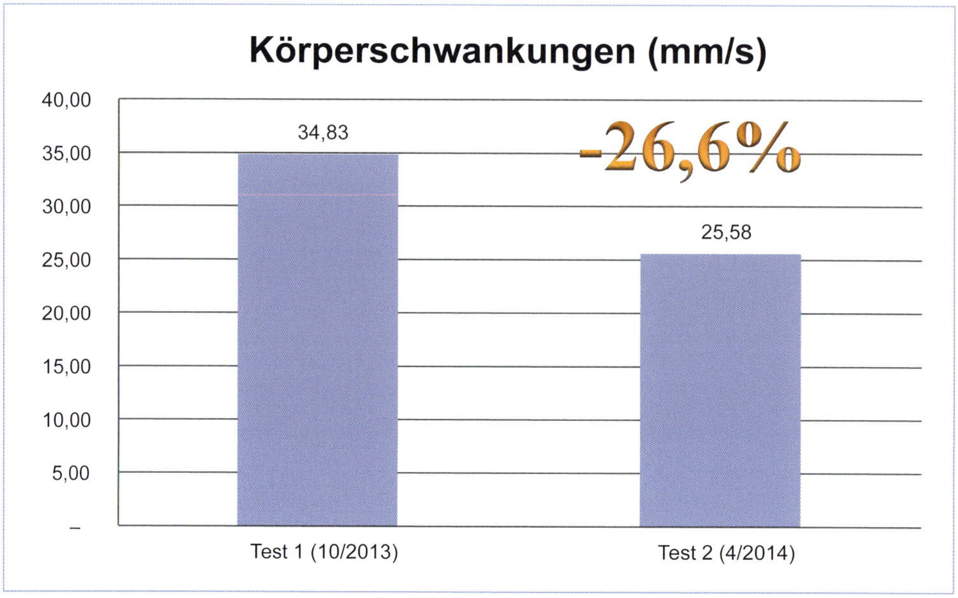

Abbildung 5b: Verbesserung der Körperschwankungen beim Test Parallelstand mit geschlossenen Augen, stehend auf einer Kraftmessplatte

konzentrische Kraft bei bereits seit mehreren Jahren trainierenden Personen um weitere 35,6% gesteigert werden.

Ebenso zeigt sich eine hervorragende Veränderung bei den Körperschwankungen im Parallelstand (Abb. 5b). Eine Verringerung der Körperschwankungen bedeutet eine bessere Standsicherheit und somit ein verringertes Sturzrisiko. Besonders entscheidend ist immer die wirksame Intensität sowohl bei Kraft- als auch bei Koordinationstraining. Nur dadurch werden langfristige Erfolge erzielt und auch die Motivation kann über Jahre erhalten bleiben.

2 Selbsttestung – Sicherheit im Alltag

Die motorischen Tests helfen Ihnen sich selbst einzuschätzen. Führen Sie die Tests regelmäßig (ca. alle 12 Wochen) durch, um Ihre aktuelle Leistungsfähigkeit zu erheben. Die Testaufgaben sollten aber nicht zu wöchentlichen Übungen werden, da Sie sich Verbesserungen durch Gewöhnung an die Testsituation vorgaukeln.

Zusätzlich dienen die Testergebnisse als Motivation, da Sie schwarz auf weiß sehen, dass Sie sich verbessern. Außerdem sollten Sie in den Bereichen Schwerpunkte setzen, in denen Sie die erwähnten Richtwerte nicht erreichen.

Bei Einschränkung in der Kraft sollten Sie die kompletten Kraftübungen ab Seite 40 durchführen. Der Schwerpunkt des Trainings wird generell in der Kraft liegen, da Krafttraining die Knochendichte sehr positiv beeinflusst.

Bei Einschränkungen im Standgleichgewichtstest sollten Sie die Übungen von S. 33–36 durchführen.

Bei Einschränkungen im Bewegungsgleichgewicht (Alternate Step Test) sollten Sie die Übungen von S. 36–39 durchführen. Zusätzlich sind die Übungen zur Selbsteinschätzung ab Seite 65 empfehlenswert.

Bei Auffälligkeiten in der Reaktion sind die Schnelligkeits- bzw. Sprungkraft- und Sprungübungen empfehlenswert, da durch die schnelle Abfolge neben der Schnellkraft auch die Reaktion geschult wird.

Bei Auffälligkeiten im „Stresstest", sollten Sie die Übung auf Seite 39 üben. Zusätzlich sind die Übungen zur Selbsteinschätzung ab Seite 65 empfehlenswert.

2.1 Krafttest

Um Ihre Beinkraft selbst bestimmen zu können gibt es einen einfachen Test. Der 5-chair-rise (5-maliges Aufstehen) ist einfach durchführbar und bietet einen Referenzwert, der Ihnen eine Einschätzung Ihrer Beinkraft ermöglicht.

Setzen Sie sich auf einen Stuhl, lehnen Sie sich nicht an, überkreuzen Sie die Arme vor der Brust und versuchen sie ohne sich festzuhalten einmal aufzustehen. Ist das nicht möglich, haben Sie ein kraftbedingtes erhöhtes Sturzrisiko.

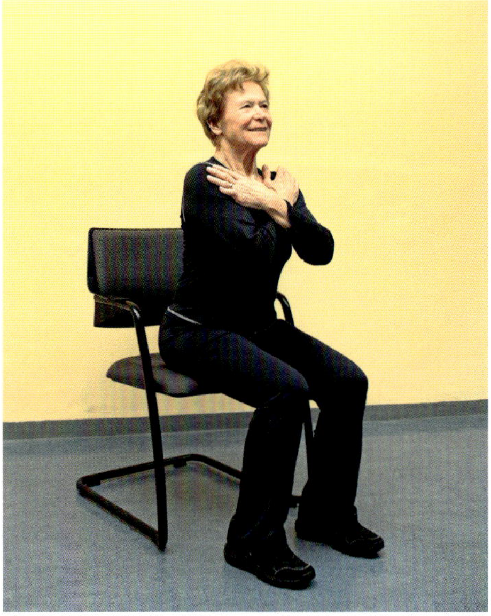

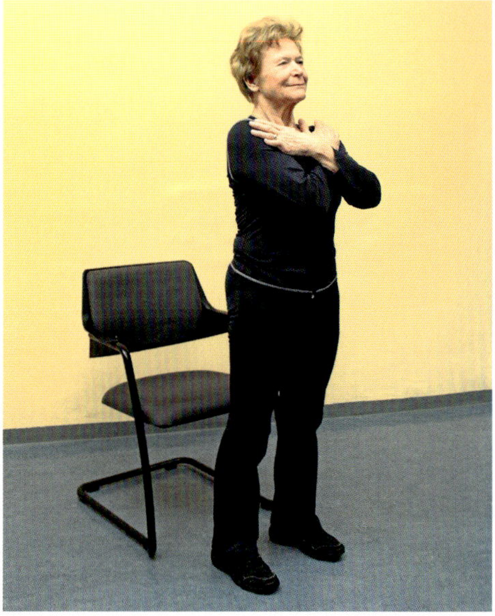

Können Sie einmal aufstehen, beginnen Sie nun mit dem Test fünfmal aufzustehen. Stellen Sie sich eine Uhr mit Sekundenanzeige gut sichtbar auf. Stehen Sie nun mit überkreuzten Armen fünfmal hintereinander auf. Wenn Sie sich hinsetzen wird das Gesäß ganz auf die Sitzfläche aufgelegt, ohne dass Sie mit dem Rücken die Lehne berühren. Beim Aufstehen strecken Sie die Beine durch und richten dem Oberkörper ganz auf. Sind Sie fünfmal aufgestanden lesen Sie nun die Zeit ab. Sie sollten für den Test nicht länger als 15 Sekunden benötigen. Ab einer Zeit über 11 Sekunden spricht man von einem moderaten und über 15 Sekunden spricht man von einem deutlichen Sturzrisiko. Notieren Sie sich den Wert in das vorgesehene Kästchen. Falls Sie länger als 15 Sekunden gebraucht haben, sollten Sie den Kraftübungen hohe Aufmerksamkeit widmen!

Testergebnis/ Datum	Testergebnis/ Datum	Testergebnis/ Datum	Testergebnis/ Datum

2.2 Gleichgewichtstest 1 statisch

Bei der Durchführung des Tests sollte Ihnen eine Person sichernd zur Seite stehen. Falls Sie Ihr Gleichgewicht allein testen wollen, müssen Sie vor allem auf eine sichere Haltemöglichkeit achten. Es empfiehlt sich ein Handlauf vor den Sie sich stellen oder zwei Stühle, die mit der Lehne zueinander stehen. Sie stellen sich zwischen die beiden Stühle. Im Idealfall steht hinter Ihnen noch ein Stuhl bereit.
Der Test besteht aus mehreren Stufen, die sie nacheinander absolvieren. Dabei sollten Sie die eingenommene Position jeweils für 10 Sekunden beibehalten. Tragen Sie die absolvierten Stufen in unten angeführte Tabelle ein. Falls Sie die geforderten 10 Sekunden nicht schaffen, tragen Sie die absolvierte Zeit in Sekunden ein.

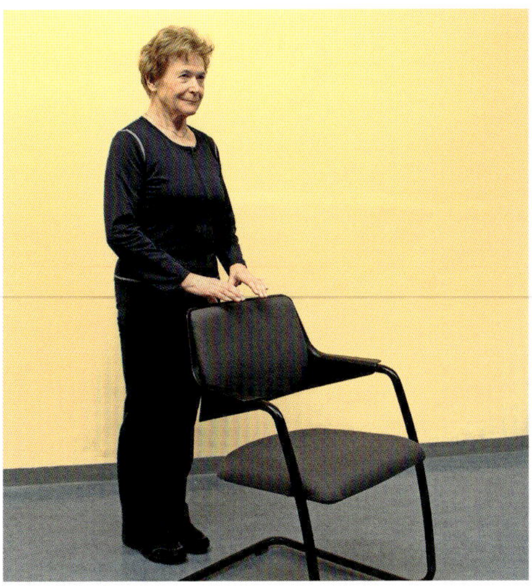

◀ Bei der Stufe Parallelstand geben Sie die Füße eng aneinander und versuchen mit geöffneten Augen 10 Sekunden lang zu stehen. Die Hände bleiben immer griffbereit. Dann wiederholen Sie die Stufe mit geschlossenen Augen wieder. Tragen Sie jeweils die erzielte Zeit in die Tabelle ein. Schaffen Sie die vollen 10 Sekunden tragen Sie 10 ein.

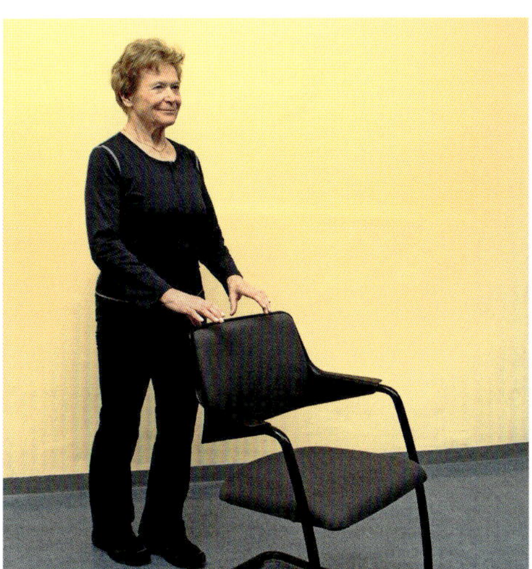

◀ Bei der Stufe Semi-Tandemstand geben Sie die Füße um einen halben Fuß versetzt eng aneinander und versuchen mit geöffneten Augen 10 Sekunden lang zu stehen. Die Hände bleiben immer griffbereit. Dann wiederholen Sie die Stufe mit geschlossenen Augen wieder. Tragen Sie jeweils die erzielte Zeit in die Tabelle ein. Schaffen Sie die vollen 10 Sekunden tragen Sie 10 ein.

- Bei der Stufe Tandemstand geben Sie die Füße direkt hintereinander und versuchen mit geöffneten Augen 10 Sekunden lang zu stehen. Die Hände bleiben immer griffbereit. Dann wiederholen Sie die Stufe mit geschlossenen Augen wieder. Tragen Sie jeweils die erzielte Zeit in die Tabelle ein. Schaffen Sie die vollen 10 Sekunden tragen Sie 10 ein.

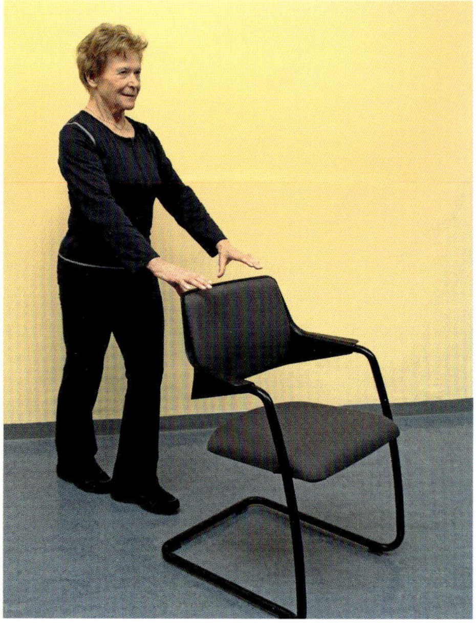

Sie sollten mindestens im Semitandemstand mit geöffneten Augen 10 Sekunden lang stehen können. Um als nicht sturzgefährdet zu gelten, sollten Sie den Tandemstand für 10 Sekunden lang halten können. Tragen Sie das entsprechende Ergebnis ein.

Anmerkung

Um Ihren Trainingsfortschritt genauer zu dokumentieren, können Sie versuchen, die letzte über 10 Sekunden mögliche Stufe so lange es geht zu halten. Sie schaffen beispielsweise den Semi-Tandemstand 10 Sekunden und können den Tandemstand nicht mehr einnehmen. Dann versuchen Sie den Semi-Tandemstand so lange als möglich zu halten, um noch feiner Ihre Verbesserungen zu sehen.

Datum	Parallelstand		Semit-Tandemstand		Tandemstand	
	Augen auf	Augen zu	Augen auf	Augen zu	Augen auf	Augen zu

2.3 Gleichgewichtstest 2 dynamisch

Bei diesem Test benötigen Sie eine Stufe (18 cm hoch), eine Stoppuhr und eine sichere Haltemöglichkeit. Dieser Test (Alternate Step Test) dient zu Einschätzung Ihres Gleichgewichts und wurde hinsichtlich der Sturzrisikobestimmung untersucht und als sehr geeignet erachtet. Sie stellen sich vor die Stufe und versuchen abwechselnd links und rechts möglichst schnell die Füße auf die Stufe zu stellen. Wiederholen Sie diese Schrittbewegung achtmal ohne sich festzuhalten und stoppen Sie die Zeit dabei. Sie sollten 10 Sekunden oder weniger benötigen. Falls Sie länger benötigen, liegt ein Defizit im Gleichgewicht in der Bewegung vor und das Sturzrisiko ist erhöht. Tragen Sie Ihr Ergebnis ein.

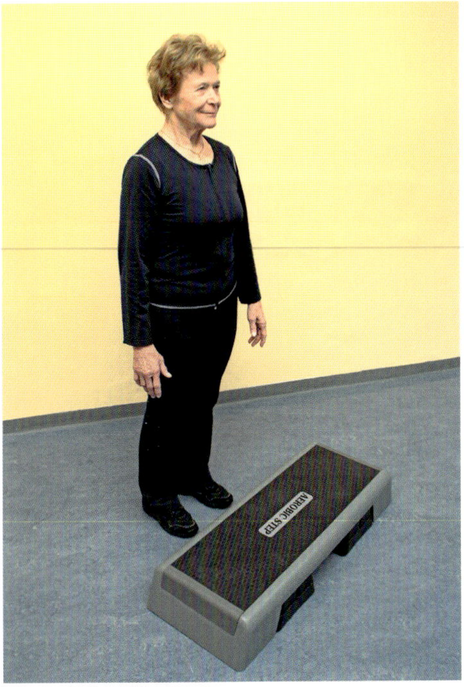

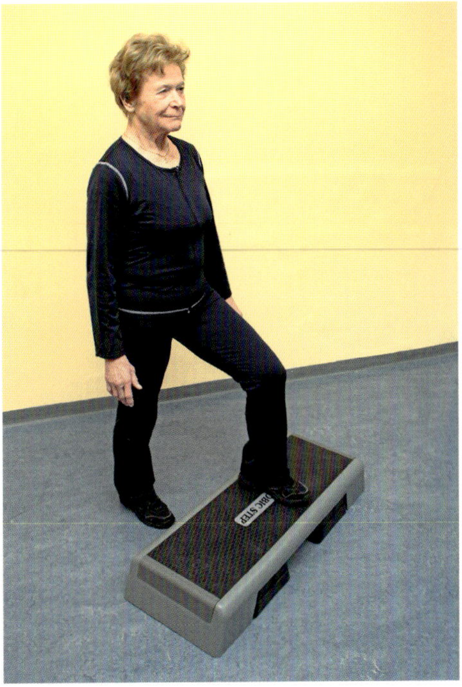

Testergebnis/ Datum	Testergebnis/ Datum	Testergebnis/ Datum	Testergebnis/ Datum

2.4 Reaktionstest – Stabfassen

Sie sitzen im Reitsitz auf einem Stuhl mit dem Gesicht zur Lehne. Eine Hand liegt an den Handwurzeln an der Lehne auf. Vor Ihnen steht ein Helfer: Er lässt einen mit einer Zentimetereinteilung versehenen Stab lotrecht neben Ihrer Hand herabhängen. Sie umgreifen den Stab mit leicht geöffneter Faust (Abstand der Handinnenfläche rundherum ca. 1 cm). Sodann hebt (senkt) der Helfer den Stab soweit, bis sich oberer Rand der Hand und Nullmarkierung am Stab (im unteren Drittel des Stabes) auf einer Höhe befinden. Er gibt Ihnen hierauf mit dem Kommando „fertig" zu verstehen, dass er in den nächsten 1–3 Sekunden den Stab fallen lässt. Sie haben die Aufgabe, den Stab nach dem Auslassen möglichst rasch durch Schließen der Faust abzufangen. Gemessen wird der Abstand der neuen Griffstelle (Daumenseite) von der Nullmarkierung in cm.

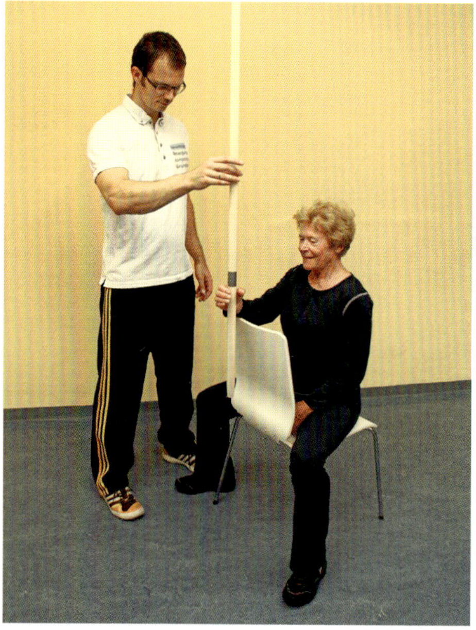

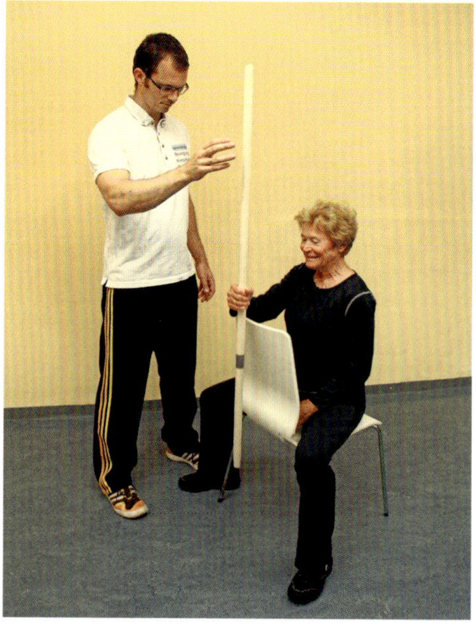

Alter (Jahre)	Männer			Frauen		
	überdurchschnittlich	durchschnittlich	unterdurchschnittlich	überdurchschnittlich	durchschnittlich	unterdurchschnittlich
40 bis <50	< 13	13 bis 40	> 40	< 19	19 bis 35	> 35
50 und älter	< 22	22 bis 43	> 43	< 24	24 bis 42	> 42

Sie haben 5 Versuche, wobei der beste und der schlechteste bei der Berechnung des Mittels unberücksichtigt bleiben. Falls Sie keinen Stab haben, tut es auch ein Lineal oder ein langer Kochlöffel, oder ein leichter Besenstil, ...!

Testergebnis/ Datum	Testergebnis/ Datum	Testergebnis/ Datum	Testergebnis/ Datum

2.5 Stresstest – Geh- und Zähl-Test

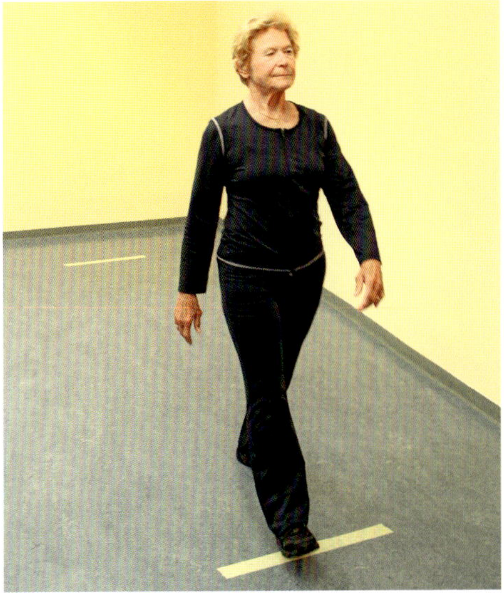

Bei diesem Test gehen Sie eine Strecke von 4 Metern so schnell sie können. Dabei wird die Zeit bzw. Geschwindigkeit mit einer Stoppuhr gemessen (z. B.: Zeit 1 = 5,0 s). Sie gehen nun die Strecke nochmals und zählen dabei jede dritte Zahl von 100 abwärts rückwärts (100-97-94-91- etc.). Es wird wieder die Zeit gemessen (z. B.: Zeit 2 = 6,0 s).

Nun rechnen Sie die prozentuelle Veränderung der Geschwindigkeit aus:

$$(\text{Zeit } 2 : \text{Zeit } 1) - 1 \cdot 100 = (6 : 5) - 1 \cdot 100 = 20\%$$

Bei diesem Beispiel würde das heißen, dass Sie 20% langsamer mit der Zählaufgabe gegangen sind. Je langsamer Sie beim Gehen mit Störung sind, umso höher ist das Sturzrisiko. In diesem Beispiel bedeutet das: 20% langsamer ist als ein erhöhtes Sturzrisiko anzusehen.

Testergebnis/ Datum	Testergebnis/ Datum	Testergebnis/ Datum	Testergebnis/ Datum

3 Bevor Sie beginnen

Bevor Sie mit den „Hausaufgaben" starten, sollten Sie einige grundsätzliche Dinge vorbereiten und beachten.

3.1 Der Übungsplatz

Richten Sie sich einen sicheren Übungsplatz ein. Dabei sollten Sie einige Punkte beachten:

1. Üben Sie anfangs nie alleine! Stellen Sie sicher, dass für die Übungen eine Hilfsperson zur Verfügung steht, um zum Beispiel einen überraschenden Gleichgewichtsverlust ausgleichen zu können.
2. Achten Sie beim Üben immer darauf, dass Sie eine stabile Haltemöglichkeit zur Verfügung haben.
3. Die Beleuchtung sollte sehr gut sein.
4. Der Übungsplatz sollte leicht erreichbar und begehbar sein. Räumen Sie Hindernisse, über die Sie stolpern können (Teppich, o. Ä.) zur Seite.
5. Im Idealfall richten Sie sich Ihren Übungsplatz „dauerhaft" ein, damit Sie nicht vor jedem Üben Gegenstände umräumen müssen. Das ist wichtig für Ihre Motivation!

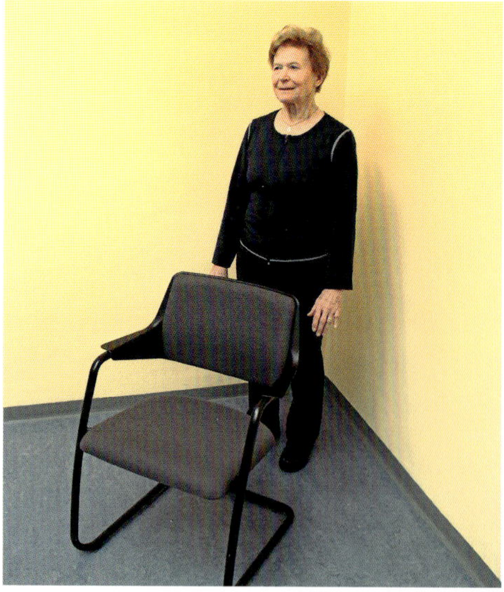

Übungsplatz „Raumecke"

Eine Übungsecke empfiehlt sich aus mehreren Gründen: Sie benötigen nur einen Stuhl, der Ihnen nach vorne als Haltemöglichkeit dient. Falls Sie das Gleichgewicht verlieren sind Sie in jede Richtung abgesichert. Zusätzlich benötigen Sie wenig Material.

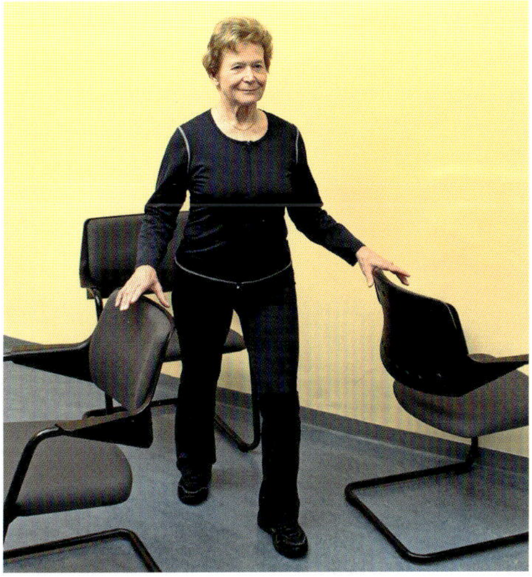

Übungsplatz „Stühle"

Falls Sie keine freie Ecke haben sollten, ist es empfehlenswert sich einen Platz mit drei Stühlen einzurichten. Dabei stellen Sie zwei Stühle mit der Lehne zueinander auf, während der dritte Stuhl, mit der Sitzfläche zu Ihnen, hinter Ihnen aufgestellt wird. Der Vorteil bei diesem Übungsplatz ist eine größere Fläche für Schrittübungen.

3.2 Übungshäufigkeit und Ausführung

Anfangs ist es ausreichend, wenn Sie nur ein- bis zweimal pro Woche üben. Spätestens nach zwei bis drei Wochen sollten Sie aber auf ein mehrmaliges Training pro Woche umsteigen. Grundsätzlich gilt, anstrengende Übungen (Kraftübungen) maximal jeden zweiten Tag durchzuführen.

3.2.1 Übungshäufigkeit

Kraftübungen

Die Kraftübungen sollten Sie möglichst nur jeden zweiten bis dritten Tag absolvieren. Die Übungen sollten sich anstrengend anfühlen und je nach Grad der Erkrankung (vgl. Tab. 7) ungefähr 10- bis 15-mal möglich sein. Diese Intensität stärkt Ihre Muskeln und erhöht Ihre maximal erzielbare Kraft. Das ist notwendig um im Alltag aber auch bei einem Gleichgewichtsverlust die Balance zu halten oder wiederzuerlangen. Wenn Sie bei einer Übung deutlich mehr Wiederholungen schaffen, können Sie vorsichtig mit Zusatzgewichten arbeiten. Führen Sie jede Übung zwei bis dreimal pro Seite durch und machen Sie ein bis drei Minuten Pause zwischen den Übungen.

Koordinationsübungen

Die Koordinationsübungen können Sie gerne täglich absolvieren. Versuchen Sie hier die Belastungszeit pro Übung kurz zu halten (maximal 30 Sekunden). Dafür wiederholen Sie die Übungen nach einer kurzen Serienpause (ca. 40 Sekunden) viermal. Die Übungen sollten Ihnen schwer fallen, dürfen Sie aber niemals in Sturzgefahr bringen. Deshalb ist vor allem bei den Gleichgewichtsübungen wichtig: Sorgen Sie immer für eine stabile Haltemöglichkeit!

Sprung- und Schnelligkeitsübungen

Führen Sie die Übungen nur in gut aufgewärmten Zustand und erst nach 2–3 Wochen regelmäßigen Krafttrainings durch. Wiederholen Sie die Sprungübungen ca. 6- bis 15-mal und die Schnelligkeitsübungen (Tapping) maximal 30 Sekunden. Machen Sie ruhig 2–3 Durchgänge je Übung, aber achten Sie auf eine ausreichende Pause zwischen den Serien. Berücksichtigen Sie, dass Sprungübungen zwar sehr gut zur Steigerung der Knochendichte sind, aber auch eine gewisse Belastung für die Gelenke darstellen. Vor allem bei Kniegelenksbeschwerden sprechen Sie lieber mit Ihrem Arzt vorab darüber.

3.2.2 Übungsausführung

Atmung

Bei allen Übungen ist eine gleichmäßige Atmung wünschenswert. Versuchen Sie bei Bewegungen, bei denen sich der Brustkorb öffnet ein- und bei Bewegungen, bei denen sich der Brustkorb schließt auszuatmen. Vor allem bei Kraftübungen ist das besonders wichtig. Atmen Sie, wenn möglich durch die Nase ein und durch den Mund aus. Dadurch wird die Atmung ruhig und langsam und das wichtige Ausatmen betont.

Bewegungsumfang (ROM)

Der Alterungsprozess und auch Veränderungen der Knochen und Gelenke schränken das Bewegungsausmaß zunehmend ein. Versuchen Sie die Übungen möglichst genau durchzuführen und das Bewegungsausmaß größtmöglich zu halten. Machen Sie bei vorzeitiger Ermüdung lieber ein paar Wiederholungen weniger und dafür die Bewegungen korrekt.

3.2.3 Kleine Materialkunde

Trainingsgeräte für das Gleichgewicht

In der Abbildung sehen Sie verschieden instabile Unterlagen, die Sie für das Gleichgewichts- und Krafttraining verwenden können. Natürlich benötigen Sie nicht

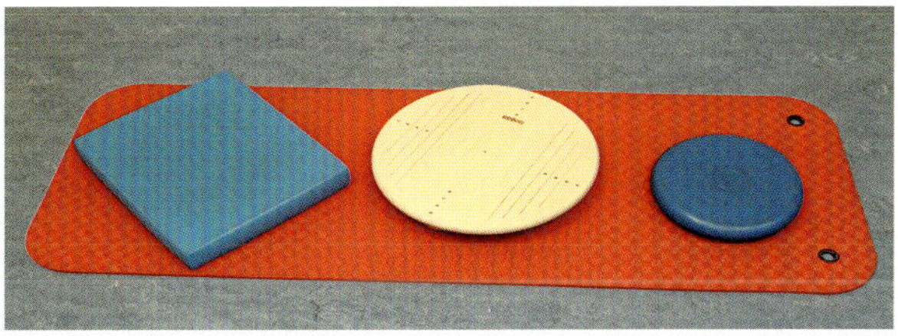

unbedingt instabile Unterlagen für das Üben zuhause, allerdings gestaltet sich das Training abwechslungsreicher und effizienter.
Links sehen Sie eine Schaumstoffmatte, die vor allem die Oberflächensensibilität zurückschaltet und somit mehr die Tiefensensibilität und der Vestibularapparat (= „Gleichgewichtsorgan") gefordert werden. Um einen ähnlichen Effekt zu erzielen, können Sie auch eine Matte zusammenrollen. Diese instabile Unterlage eignet sich als Einstiegsgerät. Achten Sie bei Verwendung immer auf eine rutschfeste Unterlage!
In der Mitte sehen Sie ein Kippbrett (Trimm Top Vario der Firma pedalo©). Bei Kippbrettern haben Sie den Vorteil, dass Sie unmittelbar merken, ob Sie beide Beine gleich belasten. Zusätzlich eignen sich diese Geräte zur Gelenksstabilisierung hervorragend. Bei dem abgebildeten Modell können Sie auch das Training steigern, da Sie nicht nur links-rechts, vor-zurück kippen können, sondern durch einfaches Umstecken auch ein in alle Richtungen kippendes Gerät erzielen. Dadurch kann das Training gut gesteigert werden. Auch hier gilt: Verwenden Sie das Gerät nur auf rutschfestem Untergrund.
Rechts sehen Sie ein mit Luft gefülltes Gummikissen. Durch die zwei Oberseiten (leicht genoppt – hier oben, und stachelig – hier unten) wird auch die Oberflächensensibilität gefordert. Zusätzlich merken Sie hier durch Umverteilung der Luft im Kissen, ob Sie beide Beine gleichmäßig belasten. Für einbeinige Ausführungen sind diese Kissen nur mit Vorsicht zu verwenden, da es dann sehr schwierig wird, den Fuß zu stabilisieren.

Befestigung des Suspensionstrainers

Der Suspensionstrainer oder auch Schlingentrainer genannt wird für das Training mit dem eigenen Körpergewicht verwendet. Sie können das Gerät, wie abgebildet, einfach an einer Tür befestigen. Achten Sie darauf, dass die Tür gut schließt und die Tür von Ihnen weg zu öffnen ist!

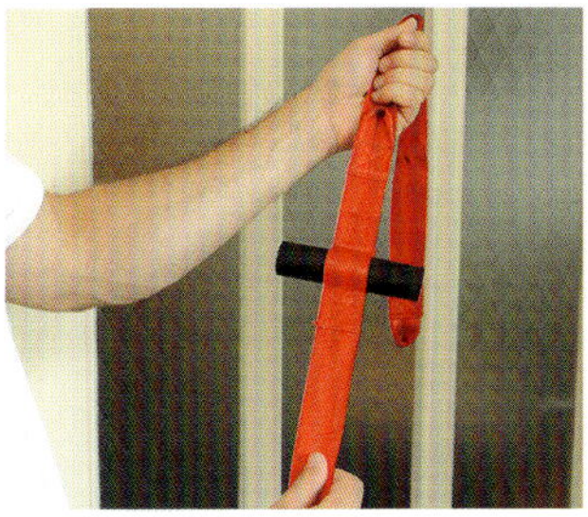

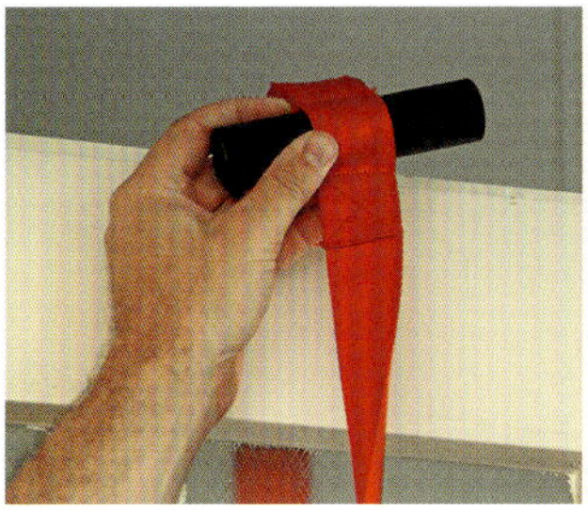

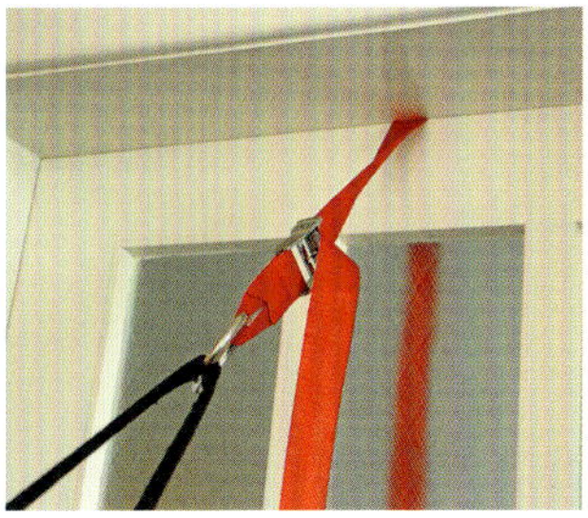

Widerstandsbänder

Die Widerstandsbänder sind von verschiedenen Herstellern zu beziehen. Wählen Sie das Band nicht zu stark aus, da Sie es immer noch doppelt nehmen können, falls es Ihnen zu leicht sein sollte. Grundsätzlich können Sie die Bänder an Türgriffen oder ähnlichem befestigen. Achten Sie bei der Lagerung auf einen trockenen lichtgeschützten Ort und setzen Sie die Gummibänder keinesfalls lange dem Sonnenlicht aus.

3.3 Wann sollten Sie üben und wann nicht?

Üben Sie nur in ausgeruhtem Zustand. Ein guter Zeitpunkt sind der Vormittag und der Nachmittag. Achten Sie darauf, dass Sie mindestens schon eine Stunde auf sind und die letzte größere Mahlzeit eben solange zurück liegt. Stellen Sie sich zu Ihrem Übungsplatz ein Glas Wasser, um in den Übungspausen trinken zu können.

Üben Sie nicht, wenn ...

- Sie noch einen Muskelkater von der letzten Trainingseinheit haben sollten.
- Sie sich krank, sehr müde, unwohl oder schwach fühlen.
- Ihr Blutdruck in Ruhe über 200/100 sein sollte.

Brechen Sie eine Übungseinheit ab, wenn Ihnen während der Einheit übel werden sollte, oder Sie sich in irgendeiner Form unwohl fühlen.

Hinweis: Bedenken Sie im Falle eines Unwohlseins auch, ob Sie genügend gegessen und getrunken haben oder ob Sie vielleicht etwas zu wenig geschlafen haben. Oft genügt es auch einfach zu trinken und eine Kleinigkeit zu essen, damit Sie wieder üben können.

Falls bei einer Gleichgewichtsübung Schwindel auftreten sollte, unterbrechen Sie die Übung und nehmen Sie kurz Platz. Kurzfristiger Schwindel kann immer wieder vorkommen und ist teilweise sogar zu erwarten (v. a. bei Übungen mit Kopfdrehungen).

4 Übungen zur Verbesserung der Stand- und Gangsicherheit

Standgleichgewicht

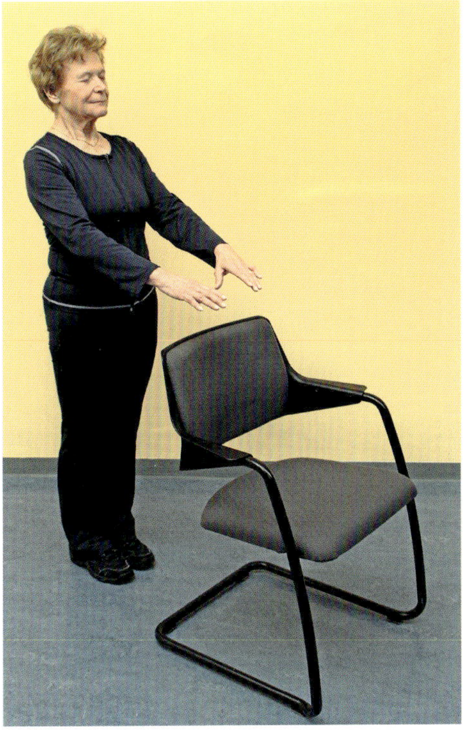

Ziel: Verbesserung des statischen Gleichgewichts und Erhöhung der Standfestigkeit

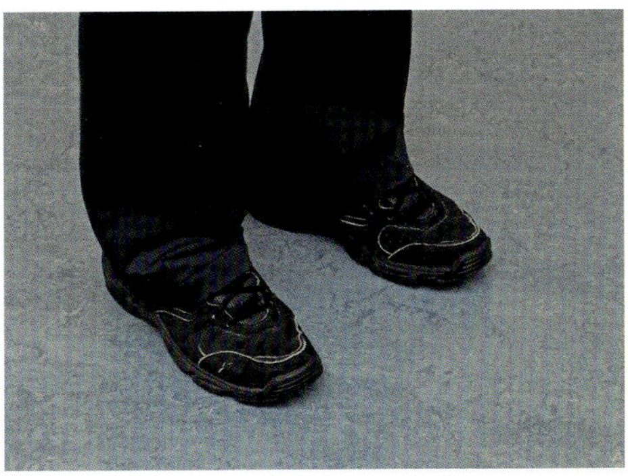

Bei dieser im Schwierigkeitsgrad stetig steigenden Übung werden zunehmend kleine Unterstützungsflächen als Intensivierung der Übung verwendet. Stellen Sie sich zunächst im etwa hüftbreiten Stand hin und versuchen sie das Gleichgewicht über 20 Sekunden zu halten.

- Fällt Ihnen das leicht, versuchen Sie nun die Füße näher zusammen zu bringen. Nehmen Sie einen engen Parallelstand ein, wobei sich die Innenseiten der Füße berühren sollten. Versuchen Sie nun diese Position über 20 Sekunden zu halten.

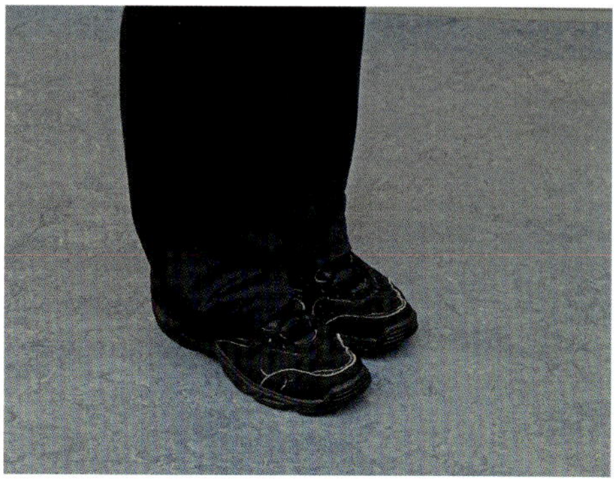

- Fällt Ihnen diese Standposition leicht, versetzen Sie die Füße um eine halbe Fußlänge. Diese Standposition nennt sich Semi-Tandemstand. Versuchen Sie auch in dieser Position 20 Sekunden zu bleiben. Dann wechseln Sie die Seite.

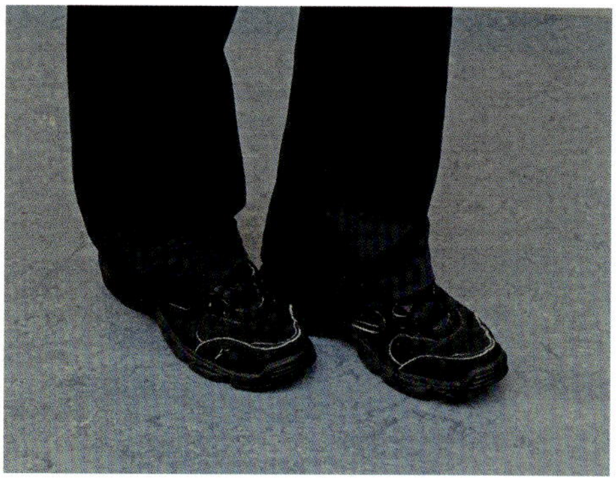

- Falls Sie diese Standposition gemeistert haben, nehmen Sie den sogenannten Tandemstand ein. Dabei stellen Sie die Füße unmittelbar hintereinander auf, wobei sich die Ferse des vorderen und die Fußspitze des hinteren Fußes berühren. Achten Sie stets darauf, dass sich Ihre Hände in der Nähe der Haltemöglichkeit befinden.

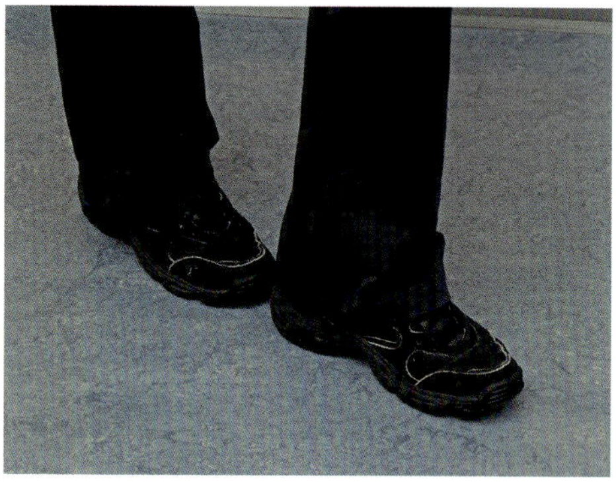

Steigerungsmöglichkeiten und empfohlene Reihenfolge

1. Ein Auge schließen
2. Den Kopf während der Übung langsam links und rechts drehen
3. Füße auf eine leicht labile Unterlage stellen
4. Beide Augen schließen

Baum im Wind

Diese Übung dient zur Verbesserung des statischen Gleichgewichts und verbessert die Wahrnehmung des Körperschwerpunkts sowie der Grenzen der Standfläche. Achten Sie auch hier immer auf eine stabile Haltemöglichkeit!

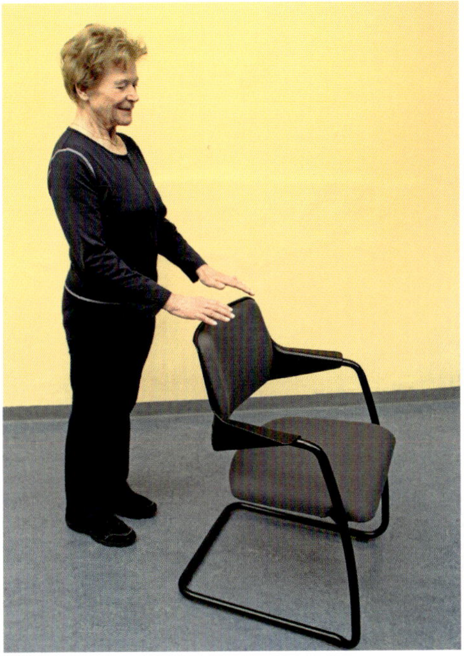

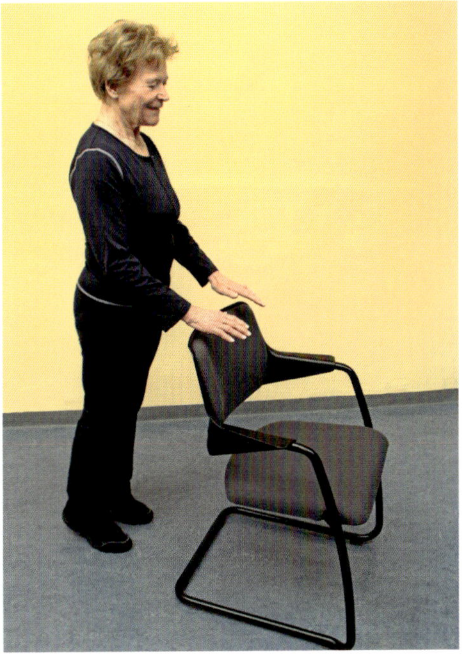

Im anfangs parallelen hüftbreiten Stand versuchen Sie den Körperschwerpunkt (das gefühlte Gewicht) innerhalb Ihrer Standfläche vor und zurück zu verlagern. Achten Sie dabei darauf, dass die Bewegung über Ihr Sprunggelenk erfolgt, während das Hüftgelenk stabil bleibt. Versuchen Sie das Gewicht soweit als möglich vor und auch wieder zurück zu verlagern, ohne das Gleichgewicht zu verlieren. (ACHTUNG: Verlagern Sie das Gewicht besonders langsam nach hinten, da es hier abrupt zu einem Gleichgewichtsverlust kommen kann!) Wenn Sie die Übung ohne Schwierigkeiten beherrschen versuchen Sie vorsichtig Elemente zur Steigerung einzusetzen.

Steigerungsmöglichkeiten und empfohlene Reihenfolge

1. Füße geschlossen parallel
2. Ein Auge schließen
3. Den Kopf während der Übung langsam links und rechts drehen
4. Füße auf eine leicht labile Unterlage stellen
5. Beide Augen schließen

Schrittwippe

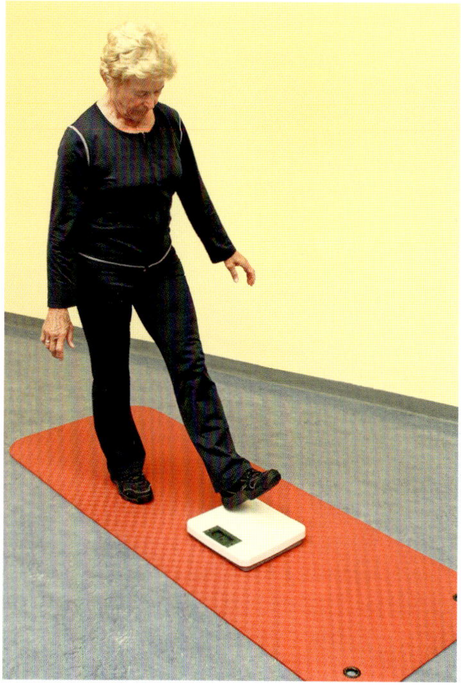

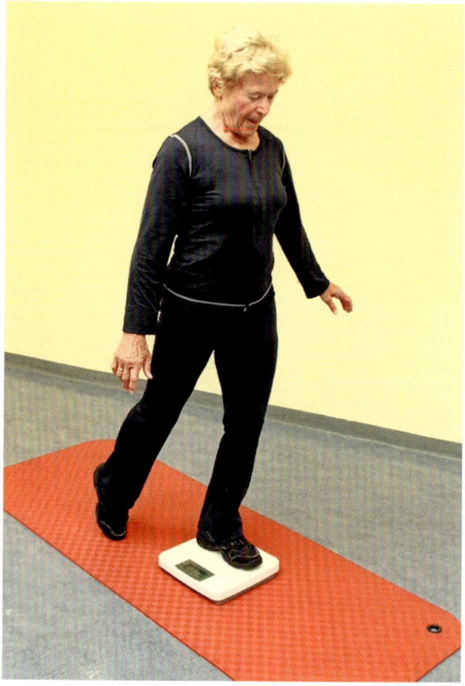

Sie stellen sich in Schrittstellung auf (eine für Sie angenehme Schrittlänge), dann beugen Sie beide Beine ganz leicht und beginnen langsam und gleichmäßig abwechselnd das vordere Bein und dann das hintere Bein zu belasten. Die Füße sollten nicht zu schmal hintereinander aufgestellt werden, achten Sie auf eine etwa hüftbreite Schrittbreite. Wichtig ist, dass die Bewegung kontrolliert, also nicht zu hastig ausgeführt wird, um die Gewichtsverlagerung besser wahrnehmen zu können.

Falls Sie eine analoge Waage haben sollten, können Sie den vorderen Fuß darauf stellen und kontrollieren, ob Sie beide Beine gleichmäßig belasten können. Versuchen Sie ca. ¾ Ihres Gewichts nach vorne zu bekommen.

Steigerungsmöglichkeiten und empfohlene Reihenfolge

1. Schrittbreite etwas verringern
2. Ein Auge schließen
3. Den Kopf während der Übung langsam links und rechts drehen
4. Die Füße unmittelbar hintereinander aufstellen
5. Den vorderen Fuß oder beide Füße auf eine leicht labile Unterlage stellen
6. Beide Augen schließen

Zeitlupenschritte

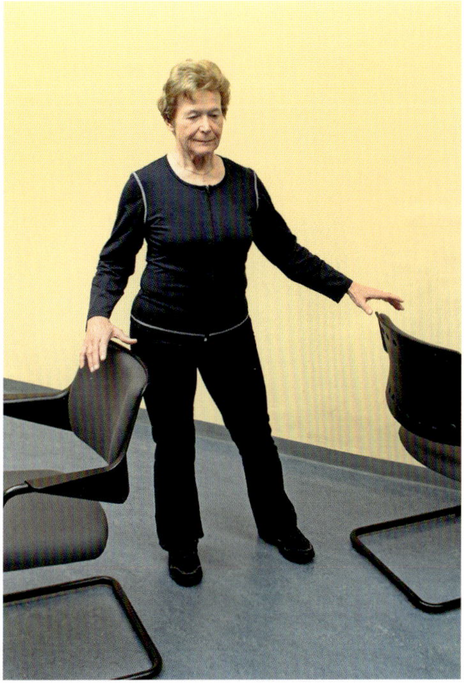

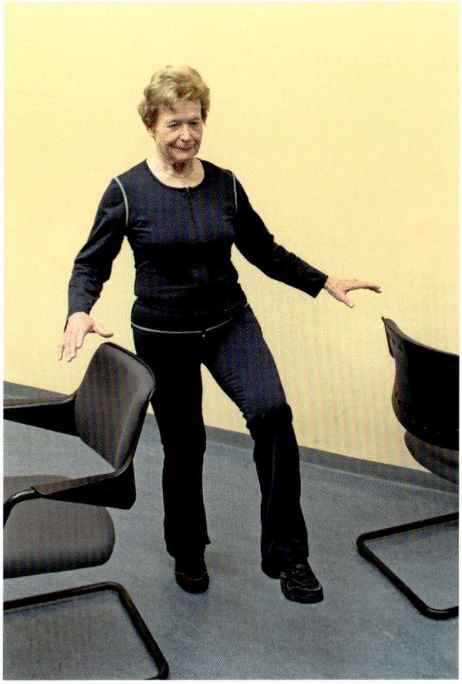

Bei den Zeitlupenschritten stellen Sie sich in etwa hüftbreit auf. Dann verlagern Sie das Gewicht vorsichtig auf das linke Bein (Siehe Übung „Baum im Wind"). Ist das rechte Bein völlig entlastet, heben Sie dieses vom Boden ab und bewegen es nach vorne, wobei Sie eine für sich angenehme Schrittgröße wählen. Der rechte Fuß wird nun mit der Ferse zuerst aufgesetzt und langsam belastet, bis der Großteil des Körpergewichts auf dem vorderen Fuß ruht. Dann wird das Gewicht wieder langsam zurück bewegt. Der rechte Fuß wird wieder gehoben, wenn er entlastet ist, und dann zur Ausgangsstellung zurückbewegt. Berührt der Fuß den Boden wird das Gewicht wieder verlagert und die Übung beginnt mit der anderen Seite von vorne.

Steigerungsmöglichkeiten und empfohlene Reihenfolge

1. Ein Auge schließen
2. Den Kopf während der Übung langsam links und rechts drehen
3. Schritte auf eine labile Unterlage machen
4. Schritt über ein Hindernis durchführen
5. Beide Augen schließen (ohne Hindernis)

Drehschritt

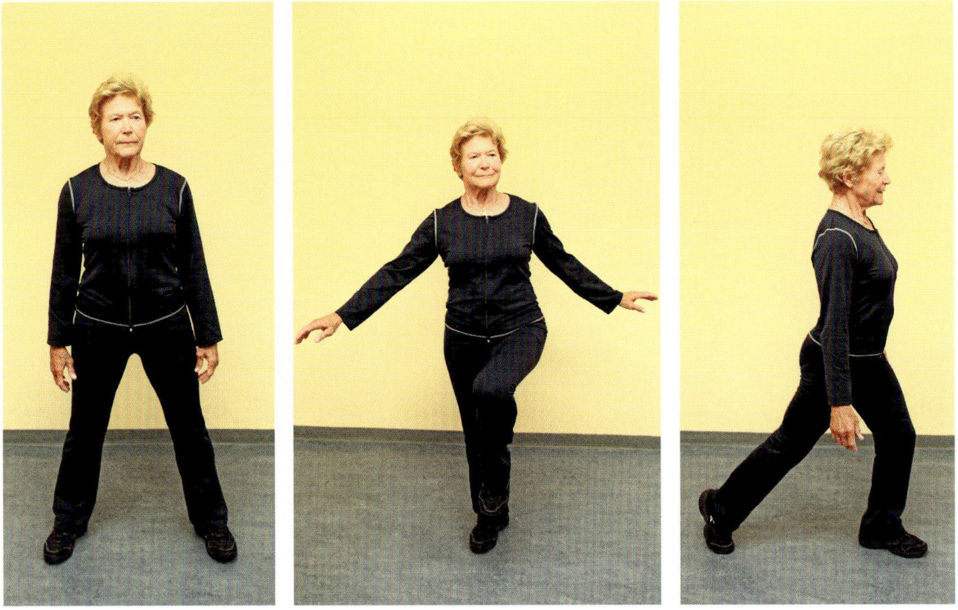

Im Stand wird das Gewicht auf ein Bein verlagert. Dann wird das Entlastete abgehoben und in Bogenform (Das Spielbein nähert sich dem Standbein in der Schwungphase an und entfernt sich wieder.) ca. 30–45° nach vorne versetzt, sodass z. B. das linke Bein am Ende des Schrittes mit den Fußspitzen nach links sieht. Dann wird das Bein belastet und die Bewegung retour wieder ausgeführt.

Erschwerend kann das hintere Bein zum Spielbein nachgezogen werden und die Bewegung immer weiter fortgeführt werden, sodass das Gehen mit dem Bogenschritt geübt wird.

Steigerungsmöglichkeiten und empfohlene Reihenfolge

1. Ein Auge schließen
2. Den Kopf während der Übung langsam links und rechts drehen
3. Schritte auf eine labile Unterlage machen
4. Schritt über ein Hindernis durchführen
5. Beide Augen schließen

Zonensteigen

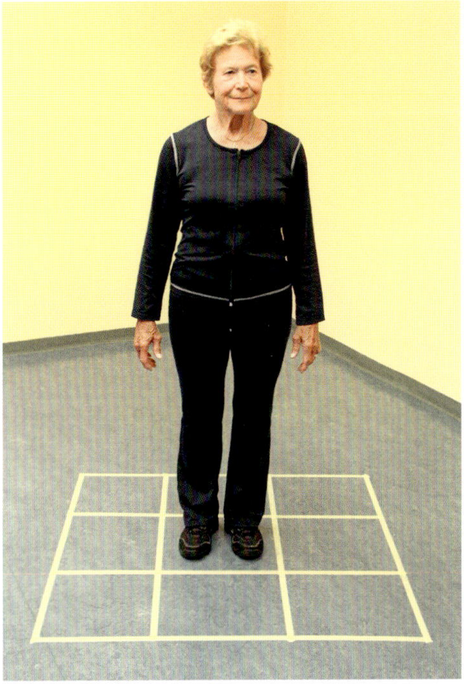

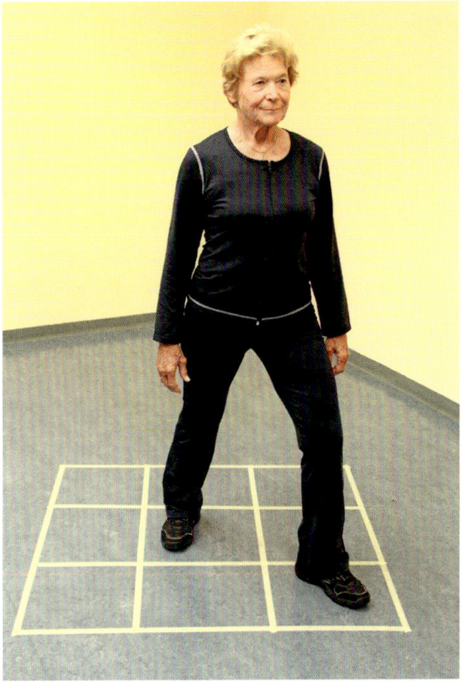

Es werden drei Reihen Quadrate (ca. 30 x 30 cm) nebeneinander aufgeklebt, die Sie dann im Gehen zu bewältigen haben. Sie können allerdings auch einen Fließenboden nehmen, falls die Fließen entsprechend groß sind. Bei wenig Platz kleben Sie, wie in der Abbildung 9 Quadrate auf und üben am selben Ort.
Gehen Sie nun durch die Quadrate durch, ohne die Ränder zu berühren. Funktioniert das können Sie folgende Schrittvariationen durchprobieren:

Steigerungsmöglichkeiten und empfohlene Reihenfolge

1. Schritte nur diagonale Kästchen
2. Drei Kästchen vor und ein Kästchen wieder zurück (nur bei langer Bahn)
3. Nur in der mittleren Bahn gehen oder in der Mitte stehen, und bei jedem Schritt zur Seite Tippen/vor/zurück.
4. Viertel-Drehungen links und rechts nur die diagonalen Kästchen benutzend
5. *Kognitiv:* Die linke Bahn ist Reihe 1, Mitte Reihe 2 und rechts Reihe 3. Auf Zuruf der Ziffern immer das betreffende Kästchen ansteuern. Geschwindigkeit zunehmend steigern!
   Kognitiv am Platz: Jedes Feld erhält eine Nummer (1–9), und Sie versuchen zügig Zahlen (z. B.: 95132) abzugehen.

5 Übungen zur Verbesserung von Knochendichte und Kraft

Kniebeuge (gesamte Beinmuskulatur)

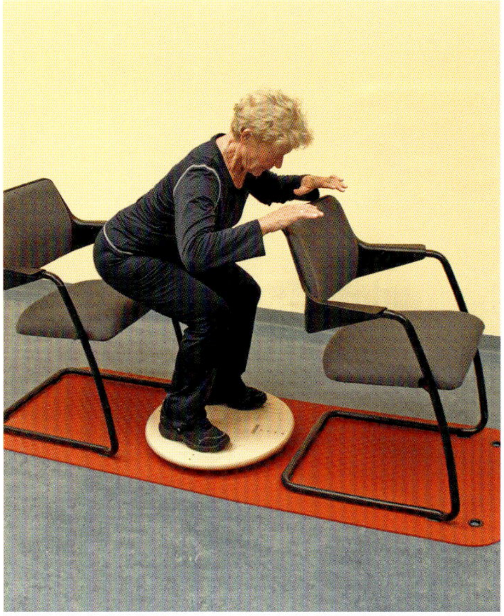

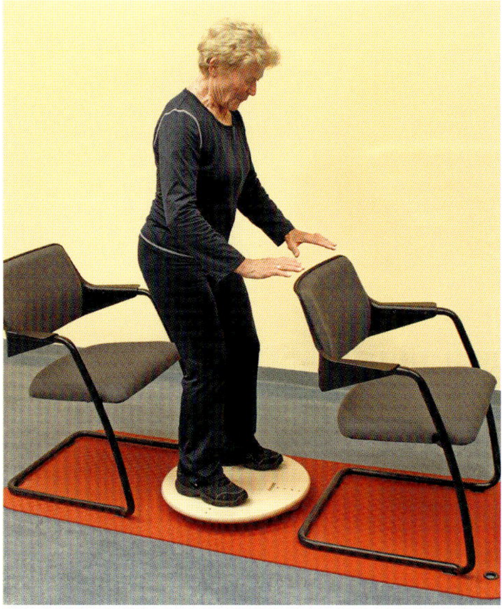

Die Kniebeuge ist eine einfach durchzuführende aber doch sehr anstrengende Übung zur Verbesserung der Beinkraft. Stellen Sie sich vor Ihren Stuhl. Beugen Sie nun beide Beine als ob Sie sich setzen wollten. Versuchen Sie den Rücken gerade, die Knie bei konstantem Abstand parallel und die Knie nicht deutlich vor den Fußspitzen zu halten. Beugen Sie die Beine nur soweit es Ihnen schmerzfrei möglich ist.

Steigerungsmöglichkeiten und empfohlene Reihenfolge

1. Versuchen Sie den Bewegungsumfang zu steigern bis Ihr Gesäß die Sitzfläche leicht berührt.
2. Versuchen Sie die Übung gänzlich ohne Festhalten
3. Stellen Sie sich auf eine labile Unterlage (siehe Abbildung)
4. Stellen Sie im Sitz ein Bein leicht nach vorne und belasten Sie nur das hintere Bein um aufzustehen. Das gestreckte Bein berührt mit der Ferse den Boden und stabilisiert die Position.
5. Versuchen Sie einbeinig aufzustehen (Achtung Haltemöglichkeit!). Sie können sich mit Sitzerhöhungen langsam auf normale Sitzhöhe heruntertasten.

Ausfallschritt (gesamte Beinmuskulatur)

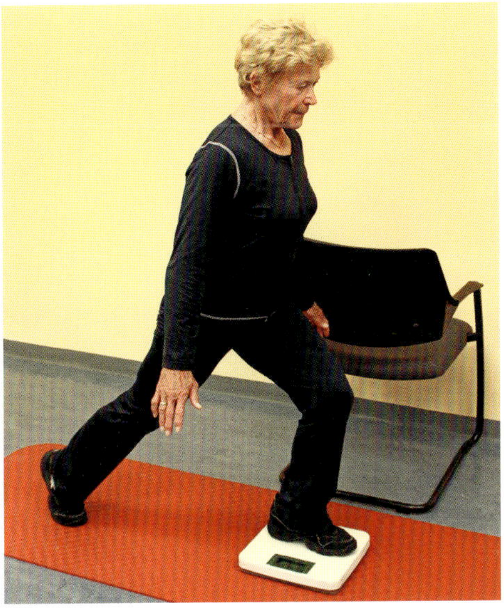

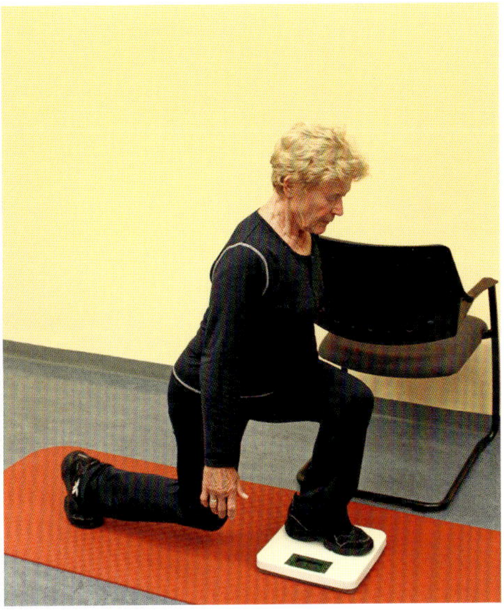

Diese Übung dient zur Verbesserung der Beinkraft. Stellen Sie sich zwischen zwei Stühle. Falls Sie nur einen Stuhl haben, stellen Sie sich seitlich zum Stuhl, sodass eine Gesäßhälfte über der Sitzfläche ist. Dadurch sichern Sie sich auch gegen zu tiefes Abwinkeln der Beine. Stehen Sie zwischen den Stühlen, dann legen Sie beide Hände auf die Lehnen und machen Sie mit einem Bein einen Schritt nach hinten. Belasten Sie das vordere Bein und lösen Sie die Ferse des hinteren Fußes vom Boden. Versuchen Sie nun die Beine zu beugen. Beugen Sie Ihre Beine nur so weit, so lange es schmerzfrei möglich ist. Dabei sollte das vordere Knie nicht deutlich über die Fußspitze des vorderen Fußes hinausragen. Falls es Ihnen möglich ist versuchen Sie die Übung ohne sich festzuhalten.

Falls Sie eine analoge Waage haben sollten, können Sie den vorderen Fuß darauf stellen. Achten Sie während der Übung darauf, dass immer ⅔ Ihres Körpergewichts auf der Waage angezeigt werden (siehe Abbildung).

Steigerungsmöglichkeiten und empfohlene Reihenfolge

1. Versuchen Sie den Bewegungsumfang zu steigern bis Ihre Knie am tiefsten Punkt 90° gebeugt sind.
2. Versuchen Sie die Übung gänzlich ohne Festhalten
3. Stellen Sie sich mit dem vorderen Fuß auf eine labile Unterlage
4. Beugen Sie die Beine langsam und strecken Sie die Beine möglichst flott, ohne die Knie völlig durchzustrecken.

Wadenheben (Waden)

Stellen Sie sich hinter Ihren Stuhl, legen Sie die Hände unbelastet zur Sicherheit auf die Lehne vor Ihnen. Heben Sie nun die Fersen wiederholt vom Boden ab, wobei die Fersen während der Übung den Boden nicht berühren sollten, um die Spannung nicht zu verlieren. Sie können die Bewegung beid- oder einbeinig durchführen.

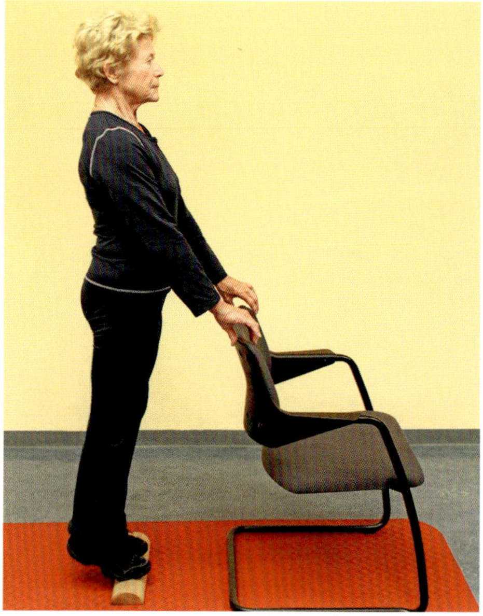

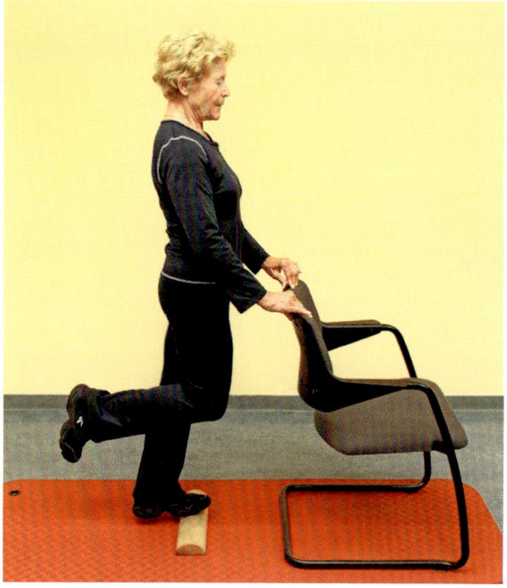

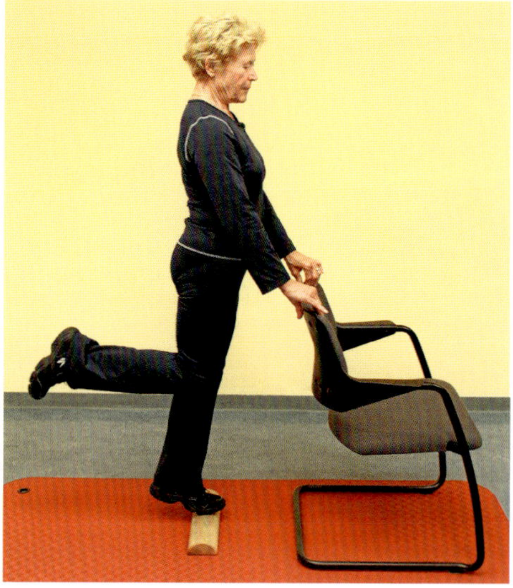

Steigerungsmöglichkeiten und empfohlene Reihenfolge

1. Stellen Sie sich auf eine stabile leichte Erhöhung (z. B.: ein Brett, eine Stufe oder ein dickes Buch), um den Bewegungsumfang zu erhöhen.
2. Belasten Sie ein Bein mehr als das andere und wechseln Sie dann die Seite.
3. Führen Sie die Übung einbeinig durch.

Beinabspreizen – Seittipp (Hüftstabilisierung)

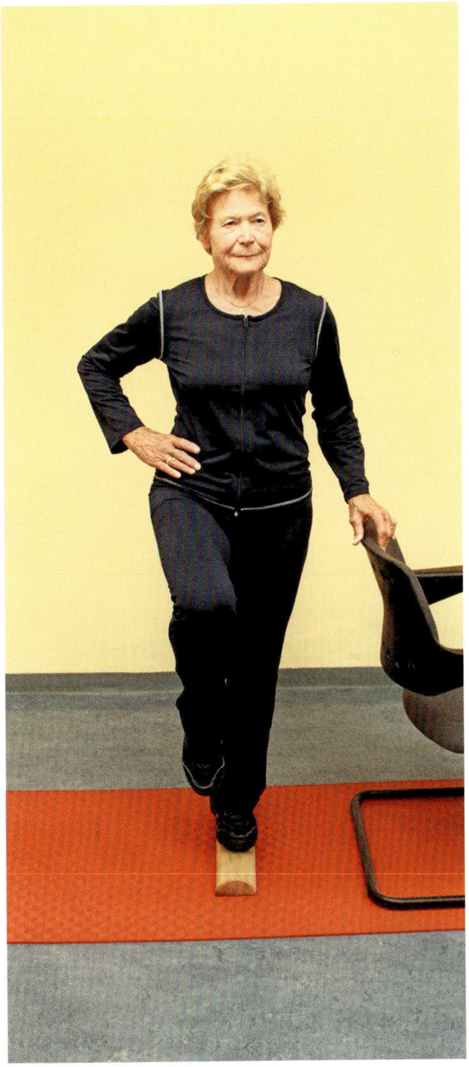

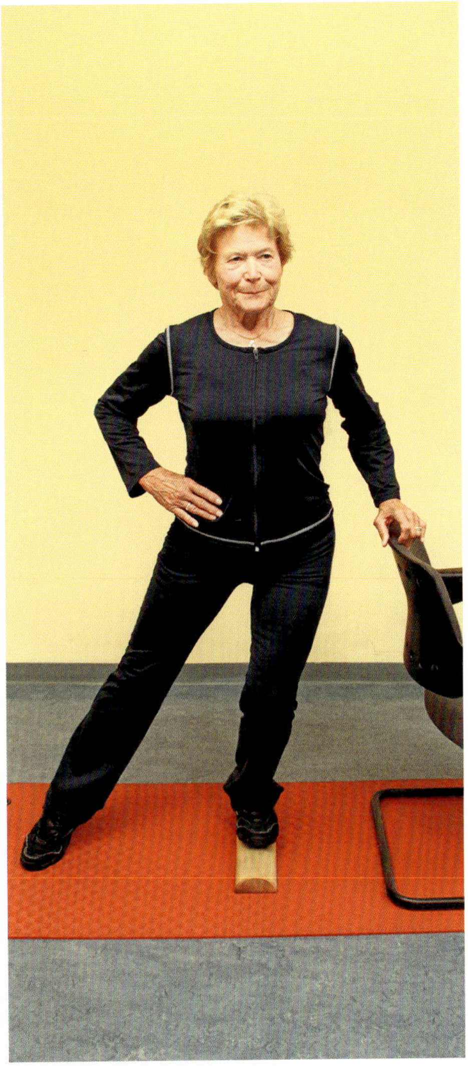

Sie stehen in Ausgangsstellung und halten sich mit einer Hand an einer Stuhllehne fest. Ein Bein sollte leicht erhöht stehen, während das andere keinen Bodenkontakt hat. Dann beugen Sie das Standbein leicht und versuchen mit Ihrem Spielbein weit zur Seite zu tippen. Ziehen Sie das Bein wieder heran und wiederholen Sie die Bewegung mehrmals. Es ist darauf zu achten, dass das Spielbein während der Durchführung nur sehr leicht Bodenkontakt hat, um die Spannung nicht zu verlieren. Des Weiteren muss auf die Rotation im Bein geachtet werden: Die Fußspitzen sollten nach vorne sehen und nicht nach außen gedreht werden.

Liegestütz an der Wand (Brust- und Armmuskeln)

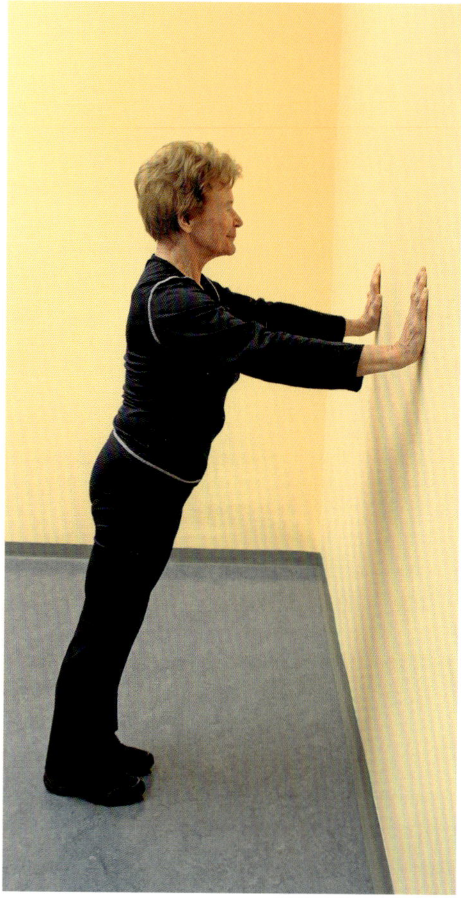
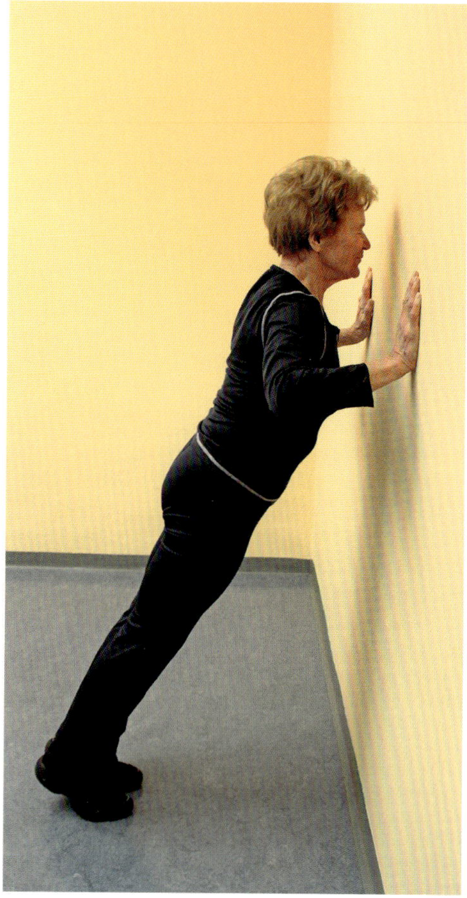

Bei dieser Übung benötigen Sie eine freie Wand, einen Handlauf oder einen Tisch. Stützen Sie sich gegen die Wand und versuchen Sie mit Ihrem Körper eine Gerade zu bilden. Die Arme sind etwas mehr als schulterbreit in Brusthöhe an der Wand. Sie müssen vor allem die Bauchmuskulatur anspannen. Beugen Sie nun wiederholt die Arme und strecken sie diese wieder. Falls diese Übung zu leicht sein sollte können Sie die Übung auch am Tisch oder am Handlauf ausführen.

Steigerungsmöglichkeiten und empfohlene Reihenfolge

1. Beugen Sie die Arme langsam und strecken Sie die Arme möglichst schnell, ohne die Ellbogen zu überstrecken.
2. Steigern Sie die Intensität folgendermaßen: Zuerst an der Wand, dann am Tisch, später am Stuhl und dann am Boden (Knie berühren den Boden.)

Liegestütz Schlingentrainer (Brust- und Armmuskeln)

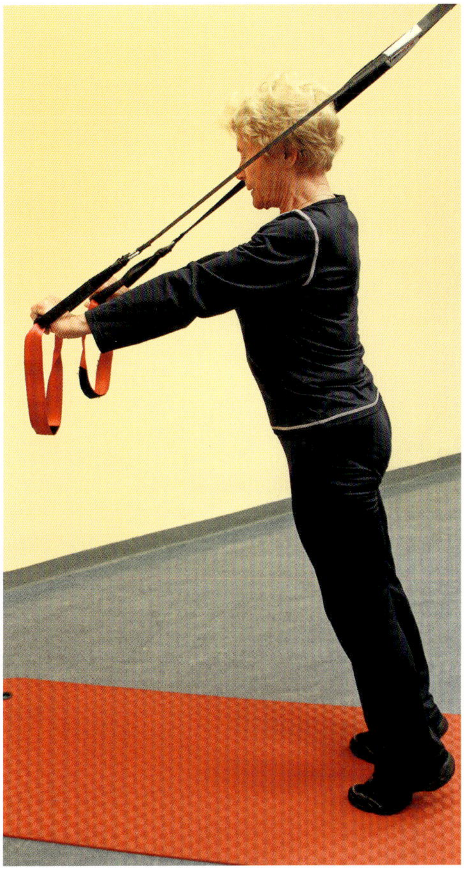

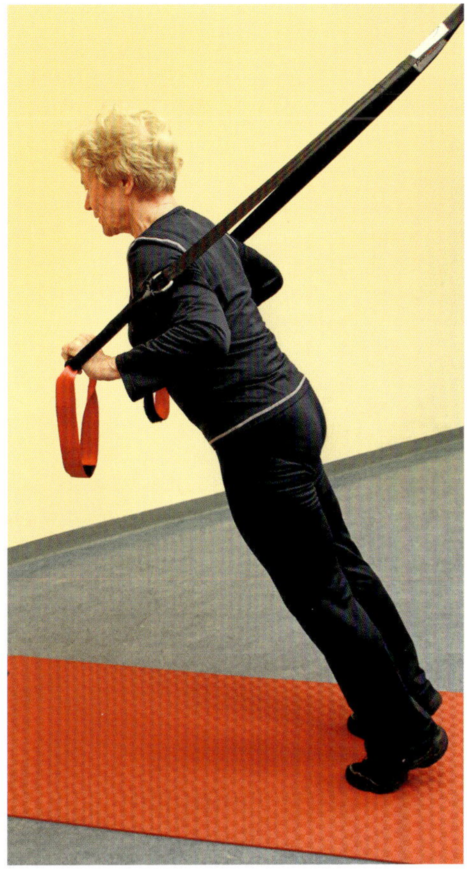

Falls Sie einen Schlingentrainer verwenden, können Sie diesen wie abgebildet einsetzen. Die Ausführung der Liegestütze bleibt gleich. Einzig die Stabilisierung der Arme wird schwieriger. Sie können aber die Intensität nahezu stufenlos steigern, indem Sie mit zunehmender Kraft die Schräglage immer mehr verstärken.

Arm beugen mit dem eigenen Körpergewicht (Rücken- und Armmuskeln)

Diese Übung dient als Ausgleichsübung einer verbesserten Oberkörperaufrichtung. Befestigen Sie den Suspensionstrainer an der Tür, wie abgebildet. Stellen Sie die Länge entsprechend ein und versuchen Sie nun sich vorsichtig zurückzulehnen. Es ist empfehlenswert einen Stuhl zur Sicherung hinten aufzustellen. Spannen Sie Gesäß und Bauch an. Während Sie die Arme bei leicht abgespreizten Ellbogen und aufrechtem Oberkörper beugen und strecken, versuchen Sie die Spannung über die gestreckten Hüften aufrecht zu halten.

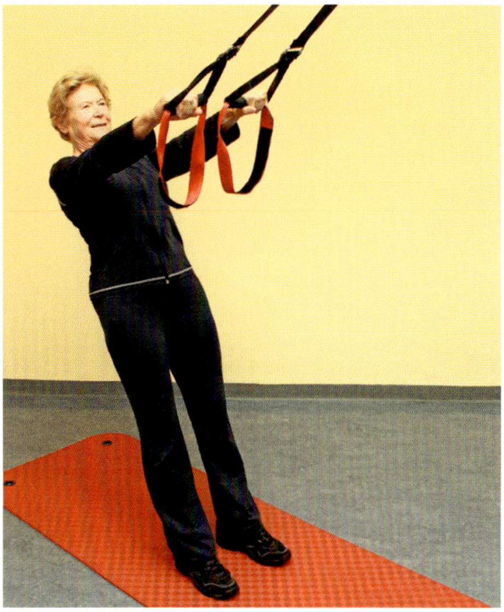

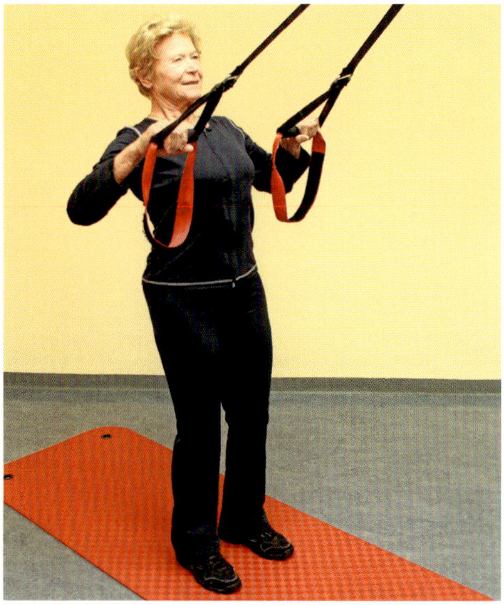

Alternative: Falls Sie keinen Suspensionstrainer haben, oder sich keinen zulegen möchten können Sie sich alternativ seitlich zum Türrahmen stellen, diesen festhalten und den Arm wiederholt beugen und strecken.

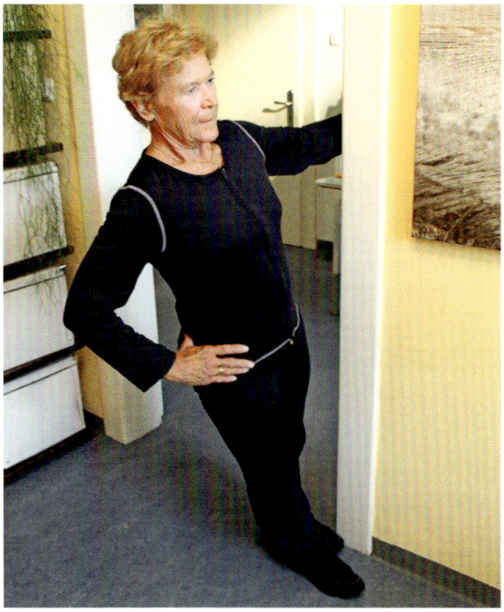

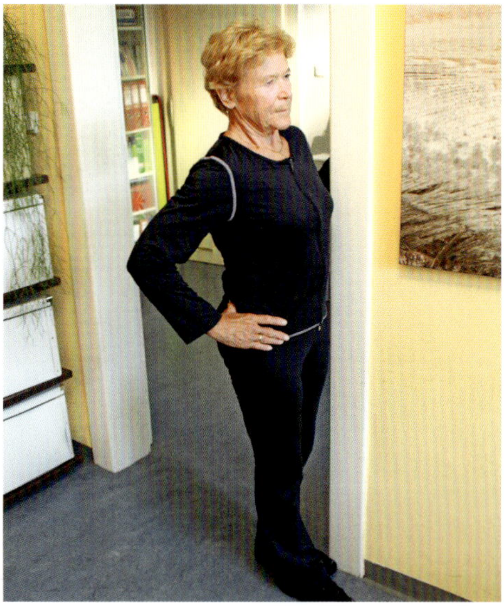

Steigerungsmöglichkeiten und empfohlene Reihenfolge

Steigern Sie die Intensität durch Verlängerung des Bandes und Annäherung zur Tür mit den Füßen

Kniebeuge mit Armöffnen mit dem Schlingentrainer (Beine u. Rückenmuskulatur)

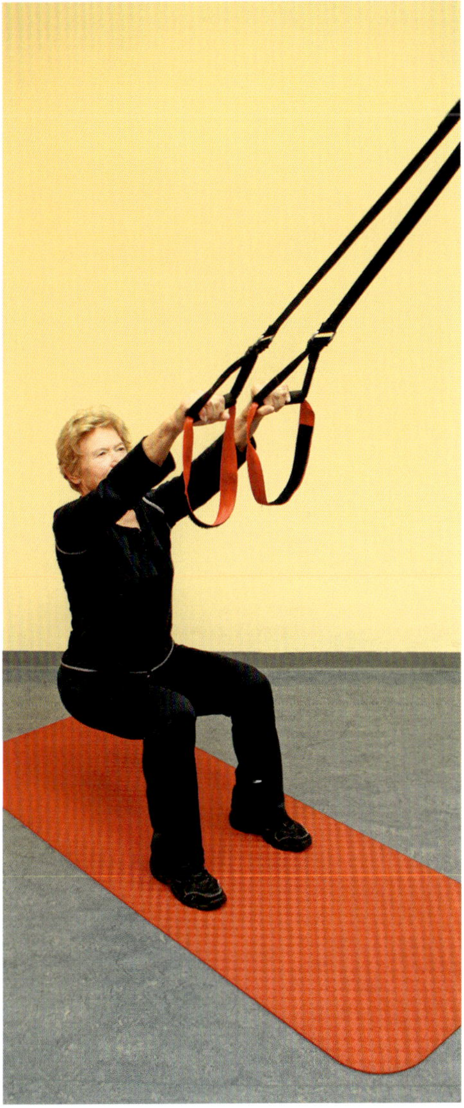

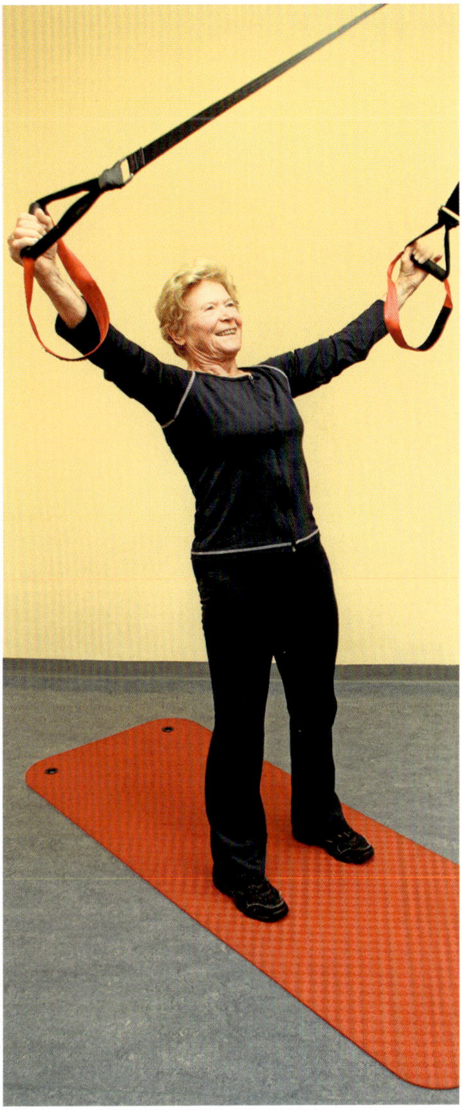

Bei dieser Übung gehen Sie in eine Kniebeugeposition (Ausführung siehe Übung Kniebeuge) und versuchen den Schlingentrainer unter Zug zu halten. Versuchen Sie nun unter Spannung der Arme aufzustehen und dabei flüssig die Arme zur Seite erhoben zu öffnen. Der Schlingentrainer bleibt dabei unter Zug. Wiederholen Sie diese Bewegung mehrmals. Sie können diese Bewegung auch mit einem Theraband durchführen. Sie sollten hinter sich einen Stuhl aufstellen, da das Theraband nachgeben wird.

Kreuzheben (Rückenstrecker und Gesäß)

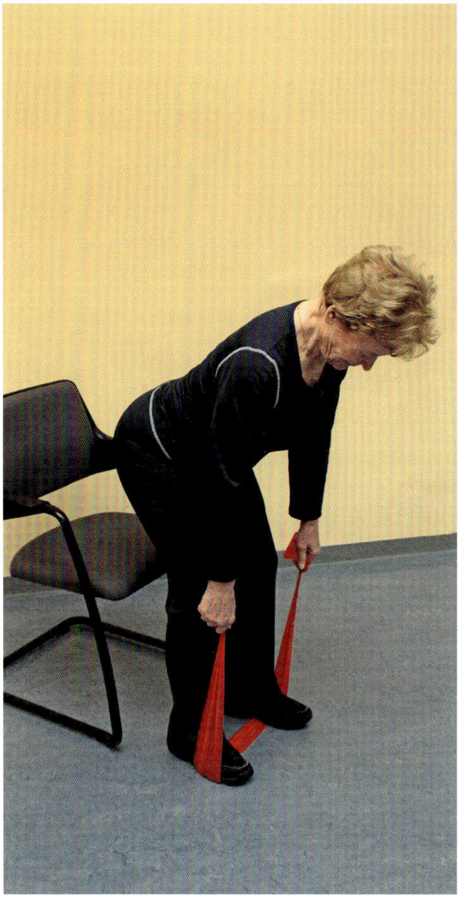

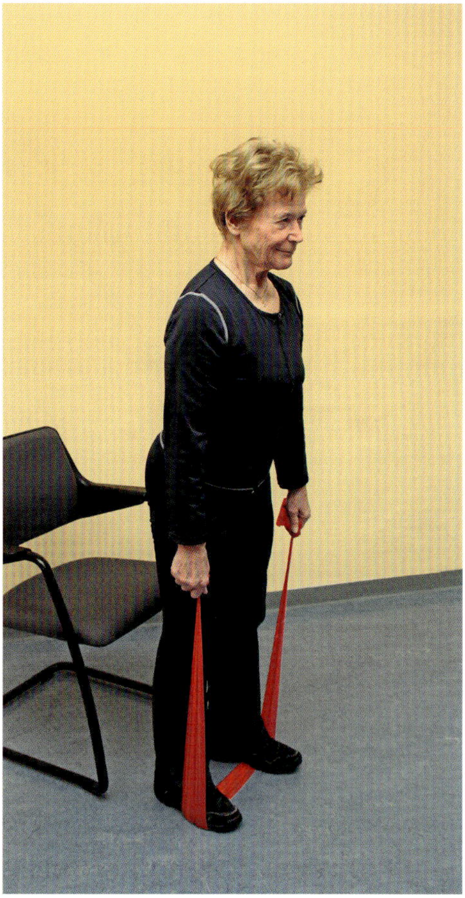

Sie stellen sich aufrecht hin. Beugen Sie nun die Hüfte, wobei Sie versuchen den Rücken gerade zu halten. Die Arme werden dabei vor der Brust überkreuzt. Der Blick ist schräg nach vorne unten gerichtet, wobei der Kopf in neutraler Stellung gehalten werden sollte. Fällt Ihnen die Übung sehr leicht, können Sie ein Theraband als Widerstand benutzen.

Steigerungsmöglichkeiten und empfohlene Reihenfolge

1. Verwenden Sie für die Übung ein Theraband
2. Versuchen Sie die Übung mit der Armhaltung „Hände an den Schläfen"
3. Versuchen Sie die Armhaltung: Hände beim Hüftbeugen über Kopf strecken (Daumen führt die Bewegung)
4. Führen Sie die Übung auf einer labilen Unterlage stehend aus.

Rumpfrotation stehend (Rumpfmuskulatur)

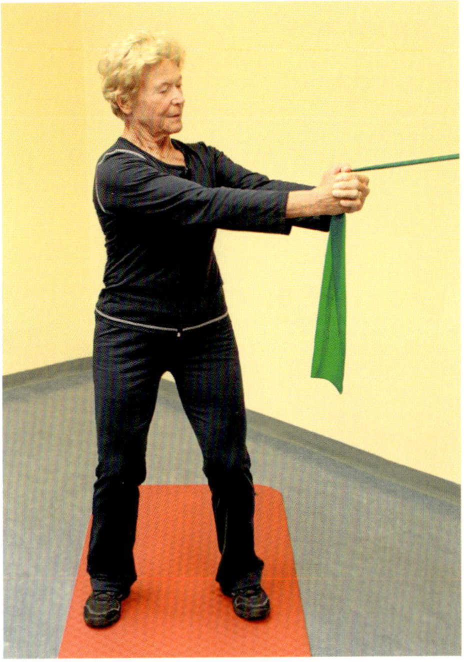

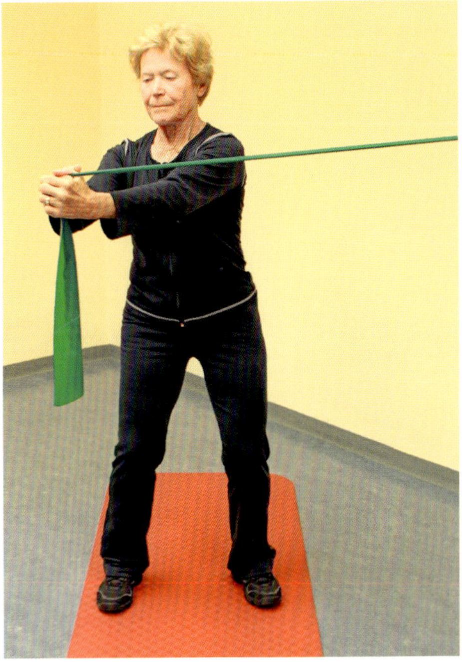

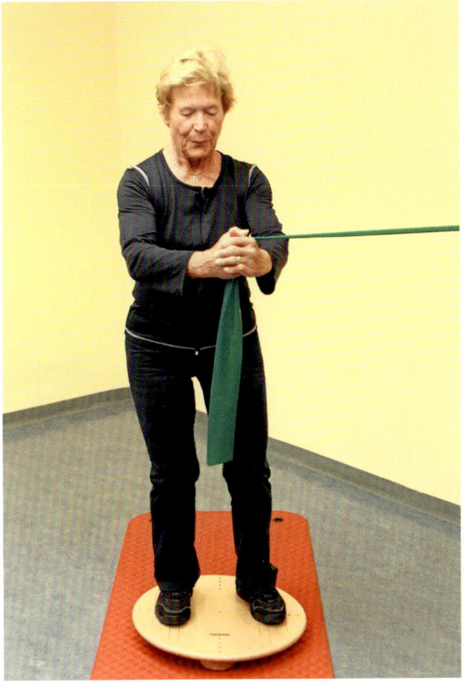

Aus der stabilen Ausgangsstellung werden die gestreckten Arme zur Seite bewegt, das geschieht unter leichtem Zug des Therabandes (befestigt an der Türschnalle). Die daraus entstehende Oberkörperrotation sollte mit möglichst stabilem Becken durchgeführt werden. Ist die Endposition erreicht, wird die Bewegung wieder bis zur Ausgangsstellung zurückgeführt und mehrmals wiederholt. Achten Sie dabei darauf, dass die Schultern tief gehalten werden und die Rotation nicht durch eine Bewegung im Becken oder durch ein Abwinkeln der Arme übermäßig verstärkt wird. Dadurch ist zwar keine Problematik zu erwarten, diese Kompensationsarten senken aber die Effektivität für die Bauchmuskeln. Zur Steigerung können Sie auf einer instabilen Unterlage stehen.

Crunch (Bauchmuskeln)

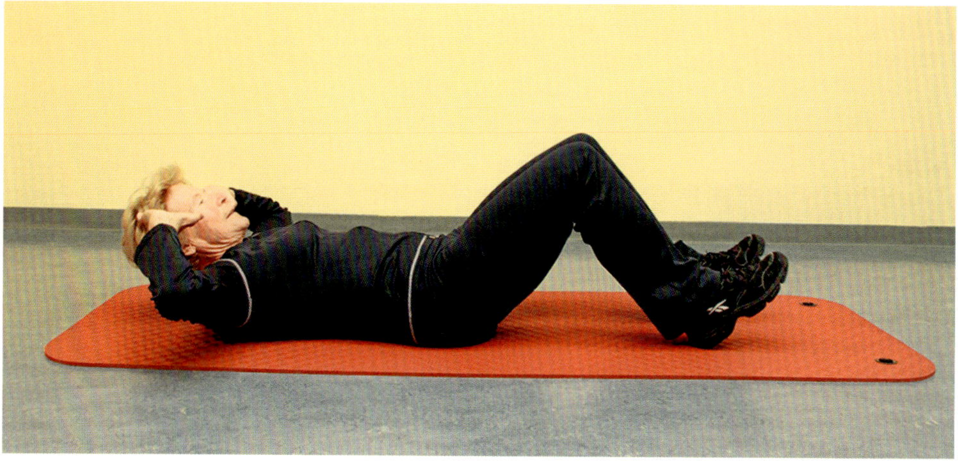

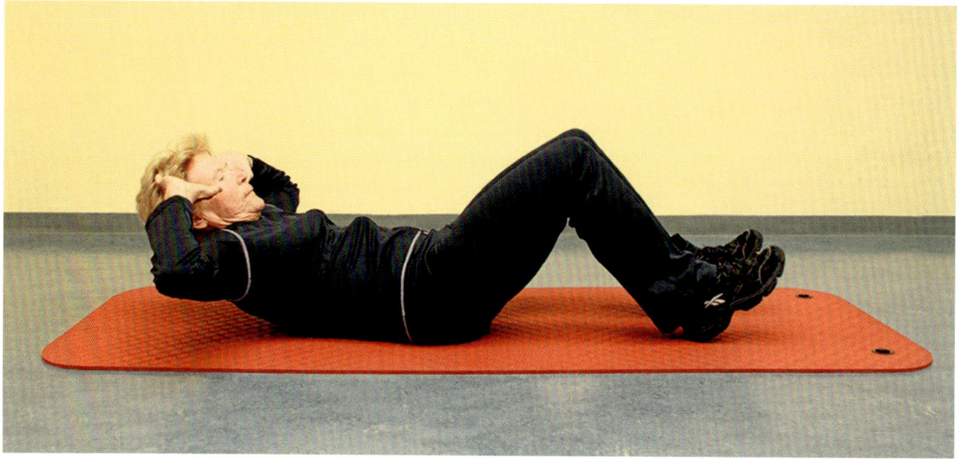

Eine kräftige Bauchmuskulatur entlastet den Rücken und kann einen Sturz durch Ausrutschen durch ein kraftvolles Einrollen des Oberkörpers entscheidend mildern. Für die Bauchübung legen Sie sich in Rückenlage und stellen die Beine wie abgebildet auf. Spannen Sie nun das Gesäß und die Bauchmuskulatur an, sodass der untere Rücken leichten Bodenkontakt hat. Die Hände werden hinter den Kopf gelegt, was bei Nackenbeschwerden zu empfehlen ist. Zur Kräftigung der Halsmuskulatur empfiehlt sich die Armhaltung wie abgebildet. Die Halsmuskulatur spielt eine entscheidende Rolle beim Schutz des Kopfes bei einem Sturz rückwärts. Für die Übung wird nun der Oberkörper langsam hochgerollt und wieder abgesenkt, wobei während der Übung der Kopf den Boden nicht berührt. Achten Sie auf eine regelmäßige Atmung.

Beinheben – Beinsenken (Bauchmuskeln – untere Anteile)

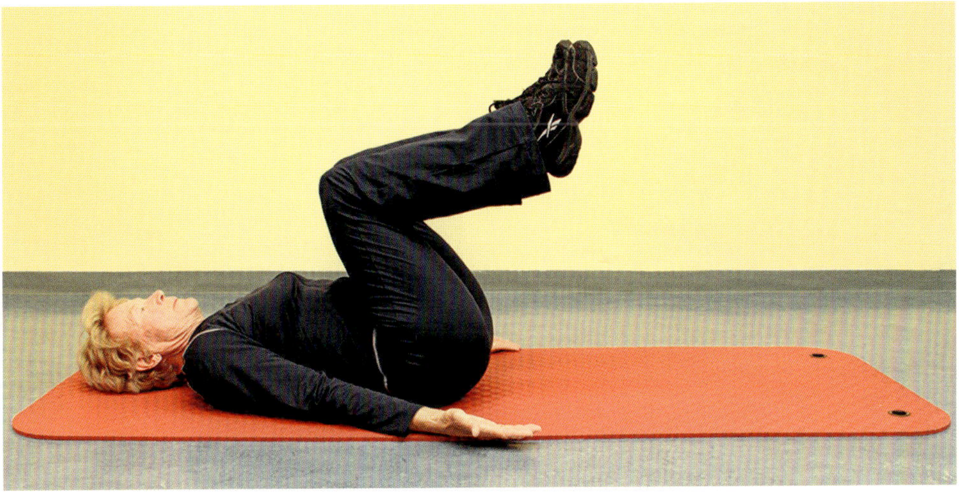

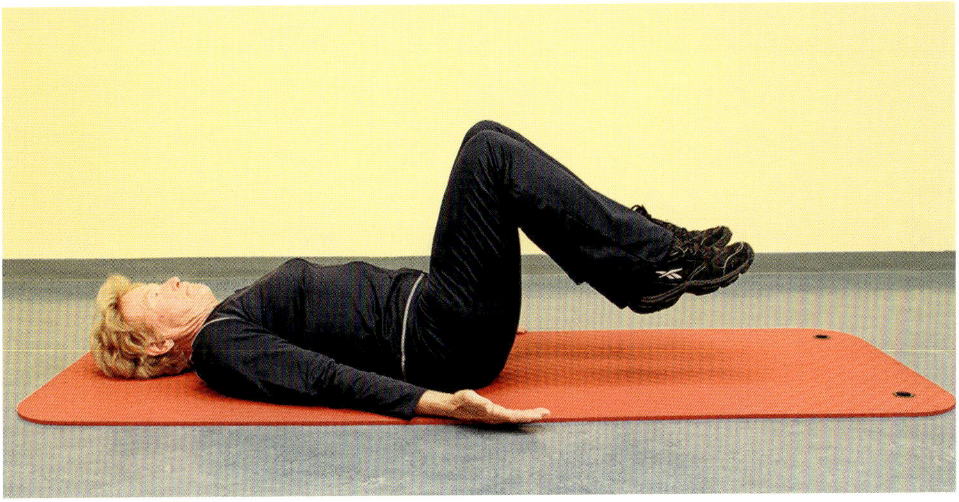

In Rückenlage werden die Arme neben dem Gesäß mit den Handflächen zur Decke aufgelegt. Der Kopf liegt auf der Matte. Bei Bedarf können Sie den Kopf auf ein schmales Kissen legen, um eine neutrale Kopfhaltung zu ermöglichen. Die Beine sind im Hüftgelenk 90° abgehoben, sodass die Oberschenkel senkrecht gehalten werden. Nun spannen Sie die Bauchmuskulatur so, dass der Rücken durchgehend Bodenkontakt hat. Versuchen Sie wiederholt mit den Fußspitzen (Kniewinkel ebenfalls 90°) dem Boden möglichst nahe zu kommen. Achten Sie dabei darauf, dass der Rücken sich nicht vom Boden löst. Sollte das der Fall sein gehen Sie sofort wieder zur Ausgangsposition zurück.

Beckenlift (Oberschenkel-Rückseite, Gesäß, Rückenstrecker)

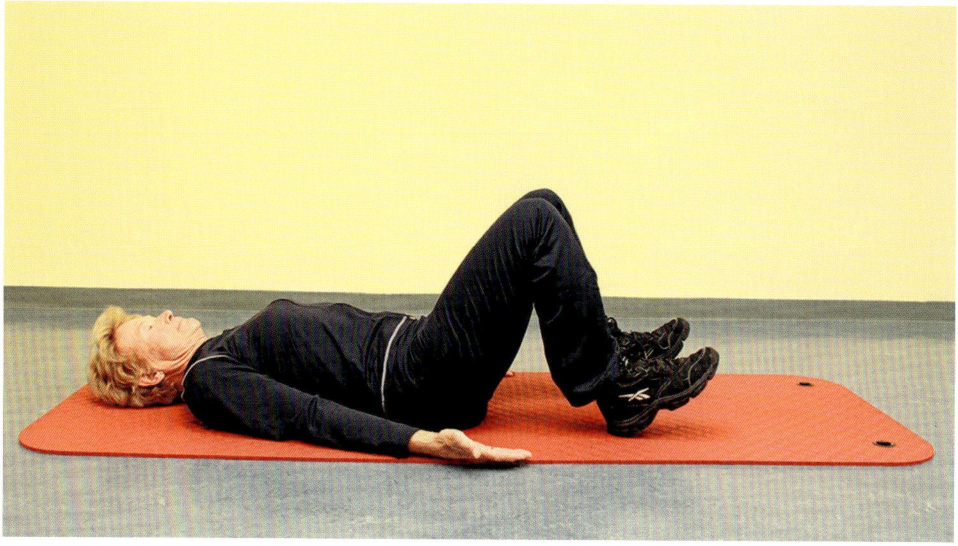

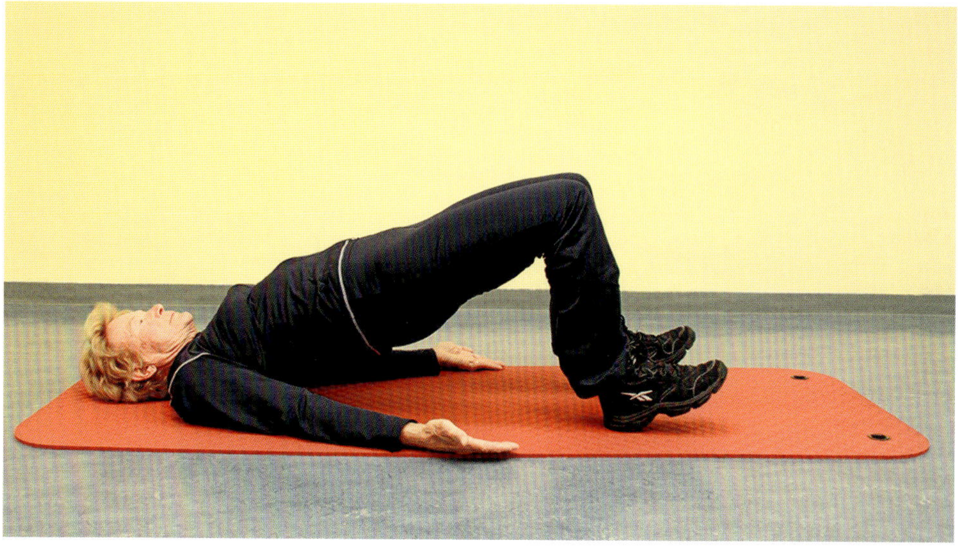

Ein kräftiger Rücken stabilisiert die Wirbelsäule und die Haltung. Für diese Übung begeben Sie sich in Rückenlage und beugen beide Beine. Die Hände legen Sie neben das Gesäß am Boden ab. Sie spannen den Bauch leicht an und heben die Vorfüße vom Boden ab. Das Becken wird bei geradem Rücken wiederholt gehoben. Die Endstellung ist erreicht, wenn Rumpf und Oberschenkel eine Gerade bilden. Während der Übung berührt das Gesäß den Boden nicht.

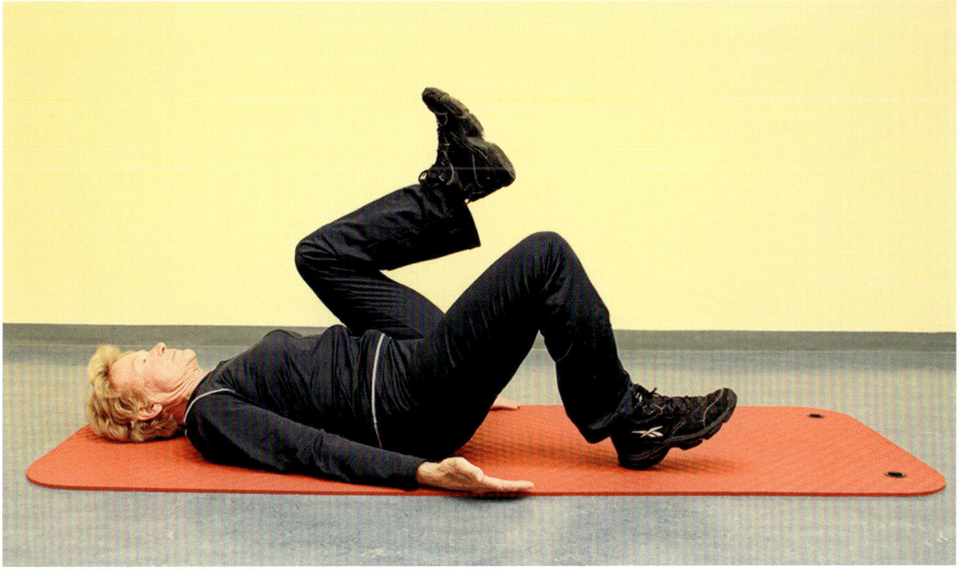

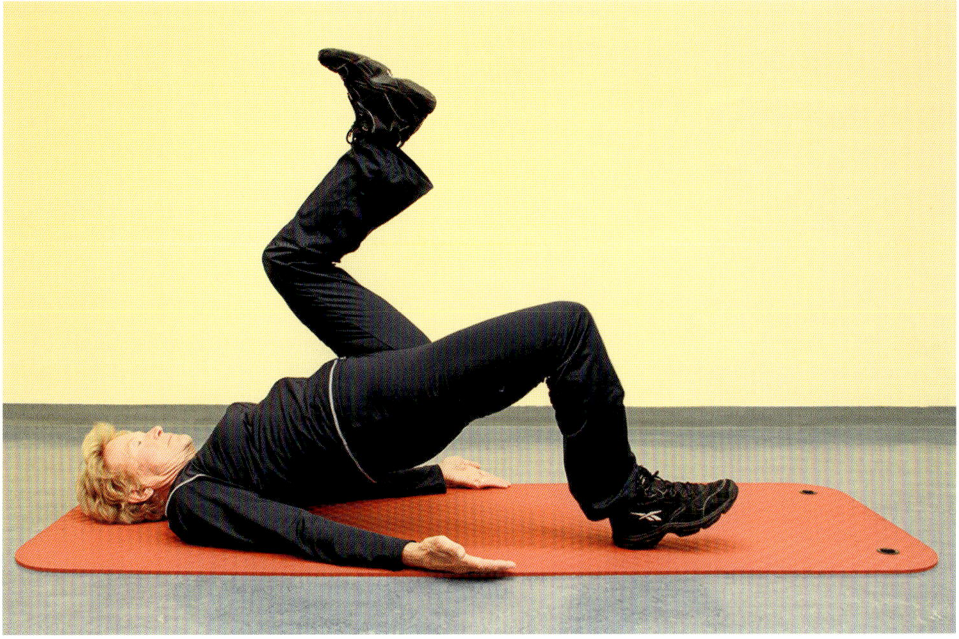

Wird die Übung einbeinig ausgeführt, achten Sie besonders darauf, dass das abgehobene Beine in der Hüfte maximal gebeugt ist. Zusätzlich sollte eine Beckenrotation vermieden werden. Die Übungsausführung ist gleich, wie bei der beidbeinigen Variante.

Unterarmstütz (Rumpfmuskulatur)

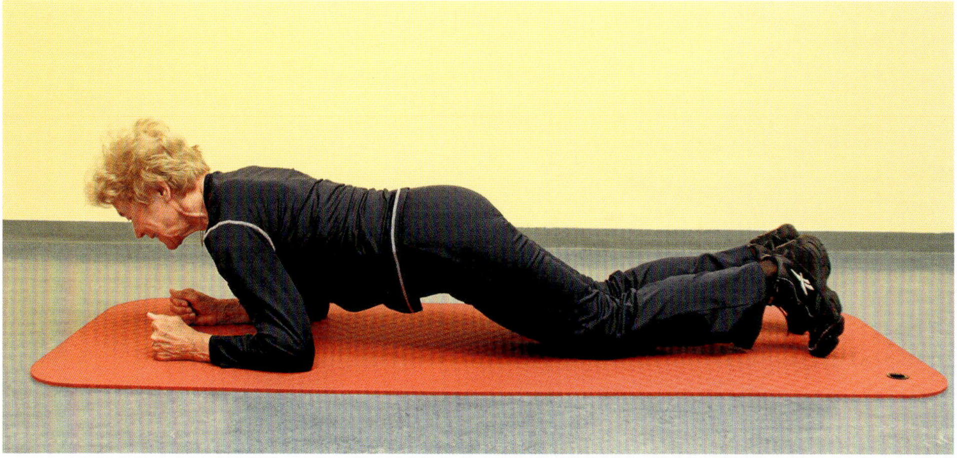

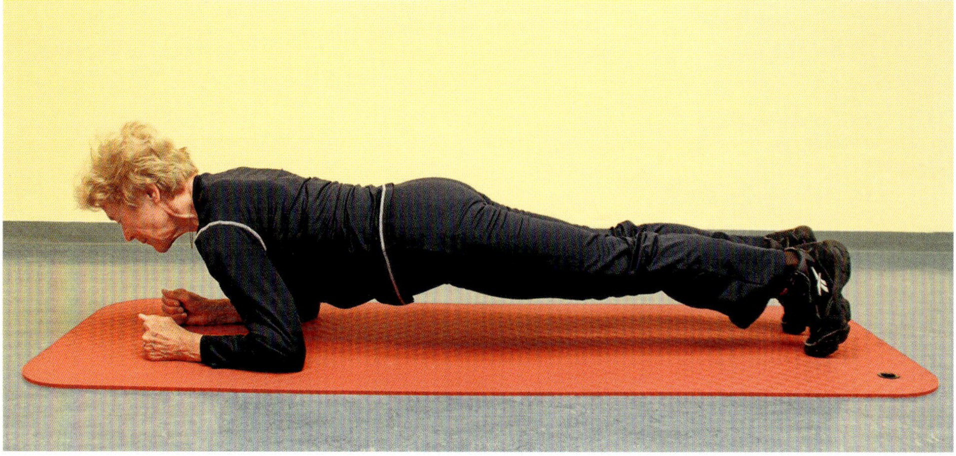

Der Unterarmstütz ist eine statische (=ohne Bewegung) durchgeführte Übung, bei der es auf eine gute Rumpfspannung ankommt. Versuchen Sie dabei die Linie Schultergelenk – Ellbogengelenk immer im 90° Winkel zur entgegenstützenden Ebene zu halten (Wand, Tisch, Stuhl oder Boden). Versuchen Sie trotz der andauernden Spannung durchgehend ruhig zu atmen und halten Sie die Spannung nicht länger als 15 Sekunden am Stück. Wiederholen Sie lieber die Haltezeiten häufiger (4x hintereinander).

Der Unterarmstütz kann anfangs gegen die Wand erfolgen. Später stützen Sie sich auf einen Tisch und in weiterer Folge können Sie sich mit der Zwischenstufe „Stütz auf der Sitzfläche eines Stuhls" Richtung Boden vorarbeiten.

Unterarmstütz seitlich (Schräge Bauchmuskulatur)

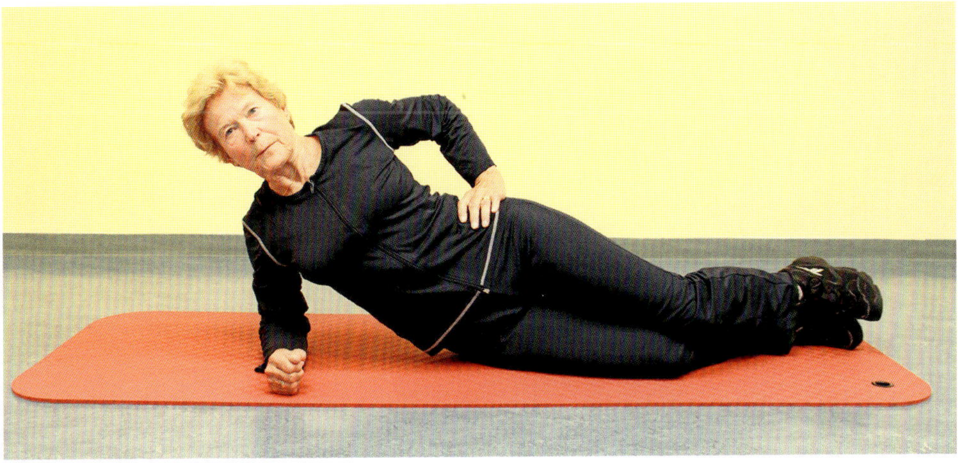

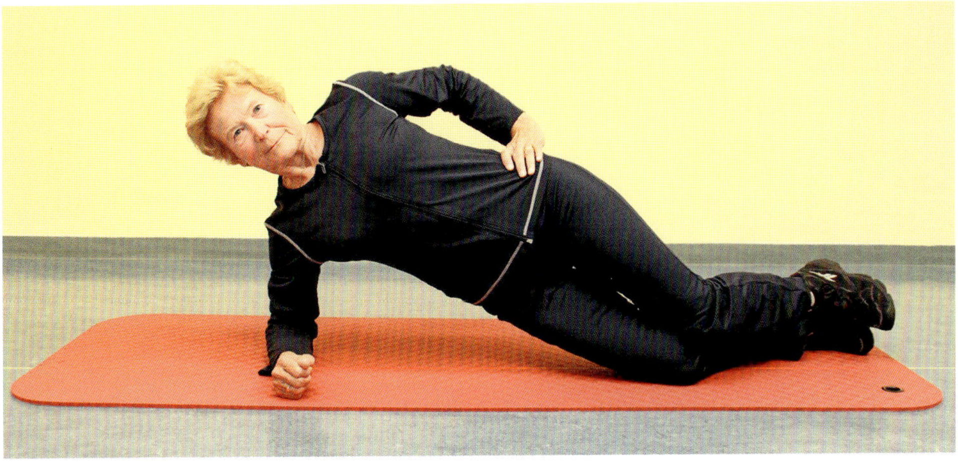

Im Unterarmstütz wird zuerst die Linie Schulter Ellbogen 90° zum Boden aufgebaut. Der Unterarm stabilisiert die Position. Dann werden die Beine sowohl in Knie als auch im Hüftgelenk leicht angewinkelt. Die obere Hand stützt in die Seite oder stabilisiert vor dem Körper. Nun versuchen Sie das Becken zu heben. Achten Sie dabei darauf, dass Sie das Becken gerade heben, ohne sich nach vorne zu drehen. Die Schulter des stützenden Armes sollte möglichst gut vorgespannt bleiben.

6 Schnellkraftübungen für Knochendichte und Reaktion

Achtung

Diese Übungen bedürfen etwas Vorbereitungszeit. Falls Sie keine schnellkräftigen Bewegungen gewöhnt sind, sollten Sie diese erst nach 3 Wochen regelmäßigen Übens der Kraftübungen durchführen. Achten Sie darauf, dass Sie sich von den leichten zu den schwereren Varianten vorarbeiten.

Schnellkräftige Kniebeuge

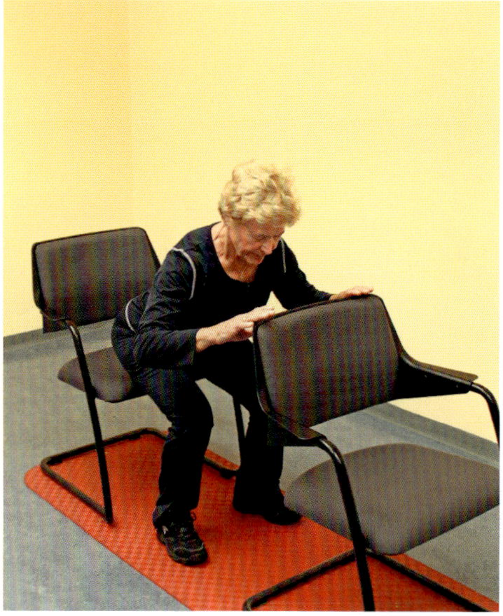

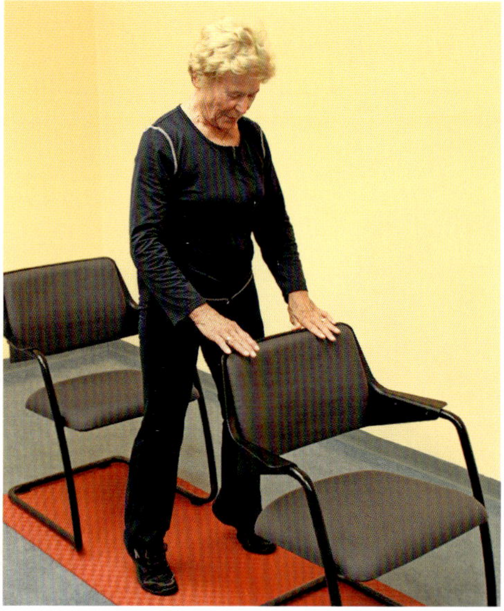

Bei dieser dynamisch auszuführenden Übung wird eine stabile Haltemöglichkeit benötigt, die bei Bedarf greifbar sein muss. Sie können Sie Übung mit zwei Stühlen durchführen, wobei ein Stuhl vor und ein Stuhl hinter Ihnen aufgestellt wird. Grundsätzlich gilt: So wenig Armunterstützung bei der Übung als möglich. Falls Sie sich nicht trauen den Stuhl loszulassen, können Sie etwas mehr Wirksamkeit für Ihre Beine erzielen, wenn Sie statt des Stuhls zwei Stöcke halten. Diese geben auch Sicherheit, sind aber etwas anspruchsvoller als das Festhalten am Stuhl.

Sie nehmen eine etwa hüftbreite Standposition ein, der Blick ist nach vorne gerichtet, beide Zehenspitzen schauen nach vorne, Knie minimal gebeugt. Aus dieser Position folgt ein kontrolliertes beugen der Kniegelenke, soweit es schmerzfrei möglich ist, und anschließend ein möglichst schnelles strecken der Beine zurück in die Ausgangsposition. Dabei wird vor der völligen Streckung der Knie gebremst! Während der Übung muss darauf geachtet werden, dass beide Knie parallel zu den Füßen verlaufen und hinter den Zehen bleiben. Es ist darauf zu achten, dass sich während der Übungsausführung die Hände in der Nähe der Haltemöglichkeit befinden.

Steigerungsmöglichkeiten und empfohlene Reihenfolge

1. Bei der schnellen Streckbewegung werden zusätzlich die Fersen abgehoben. Der Ballenstand wird kurz gehalten.
2. Die Kraft bei der Streckung wird gesteigert, sodass ein angedeuteter Sprung durchgeführt wird. Achtung: Weich und bewusst abfedern!
3. Von der Ausgangsstellung wird bewusst die Kraft so hoch dosiert, dass gesprungen wird.

Sprungübung

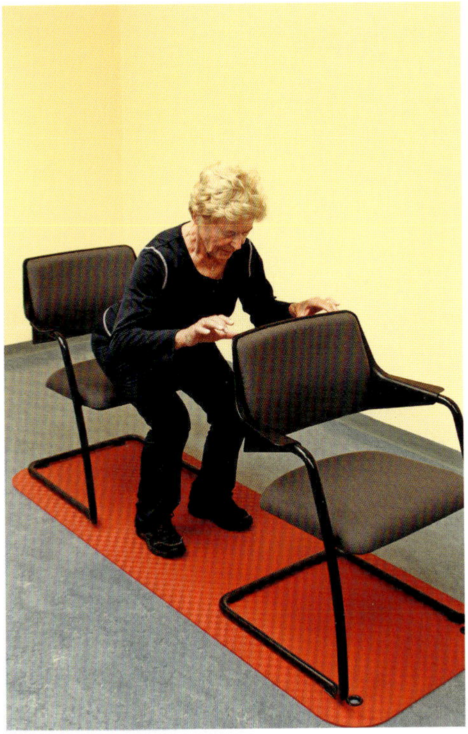

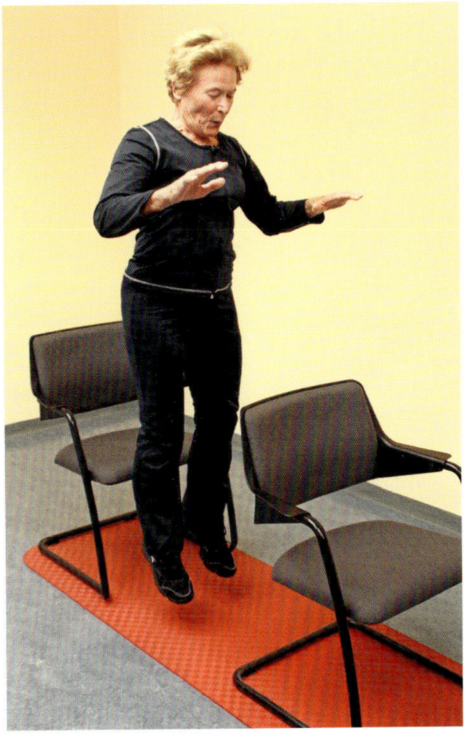

Zunächst nehmen Sie eine in etwa hüftbreite Standposition ein. Die Beine werden gebeugt (Knie nicht bzw. kaum vor die Fußspitzen!) und es folgt ein Absprung vom Boden. Die Knie bleiben direkt über den Füßen (Beinachse) und die Landung soll weich und gefedert sein. Die Hände befinden sich immer in der der Nähe der Haltemöglichkeit. Kann die Übung ausreichend stabilisiert werden, wird mit einer einbeinigen Landung begonnen.

Sprung mit Slingtrainer

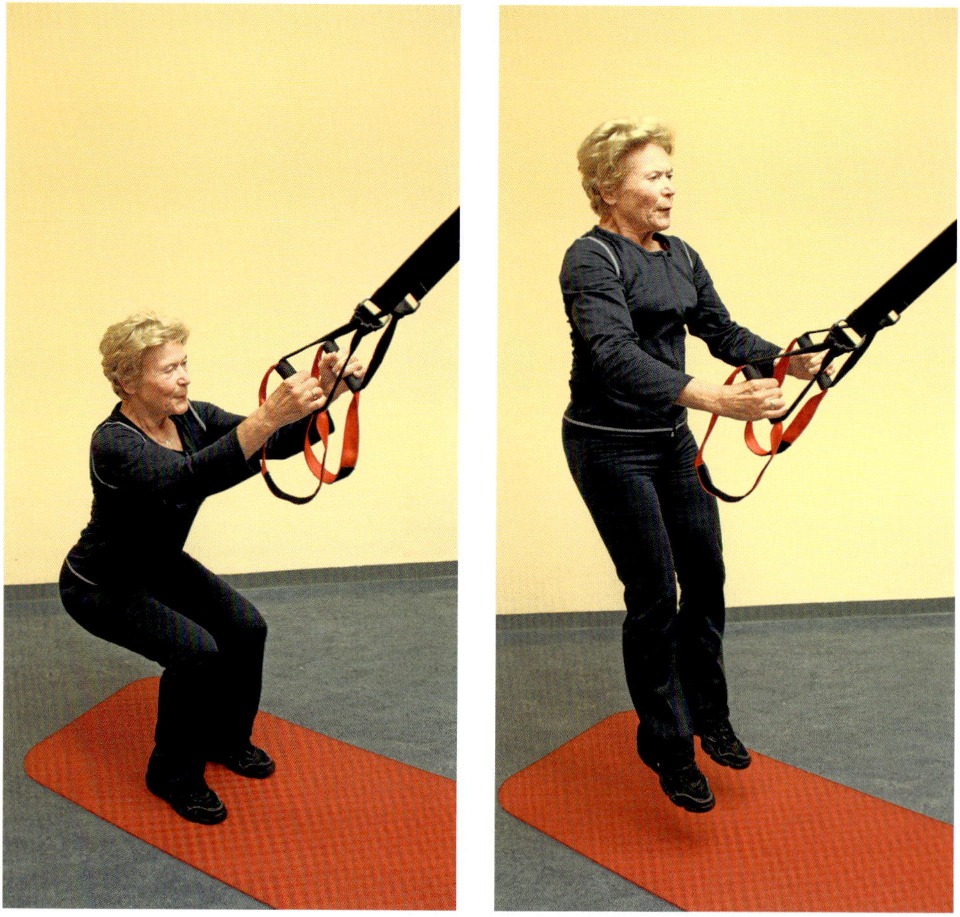

Sprung mit Slingtrainer: Der Slingtrainer wird über Kopfhöhe eingehängt und die Schlaufen werden auf Hüfthöhe eingestellt. Die Schlaufen des Slingtrainers werden in die Hände genommen und unter Spannung gebracht. Die übende Person nimmt zunächst eine etwas Hüftbreite Standposition ein, der Oberkörper ist aufgerichtet, Blick nach vorne. Beide Kniegelenke werden gebeugt und anschließend explosiv in die Streckung gebracht, es folgt ein Absprung vom Boden, mit weicher Landung. Während dieser Übungsausführung ist auf die Beinachse zu achten (Knie parallel zu den Füßen) bzw., dass der Slingtrainer gespannt bleibt. Für diese Übung werden eine stabile Befestigung an der Decke und ein Slingtrainer benötigt.

Wechselsprünge

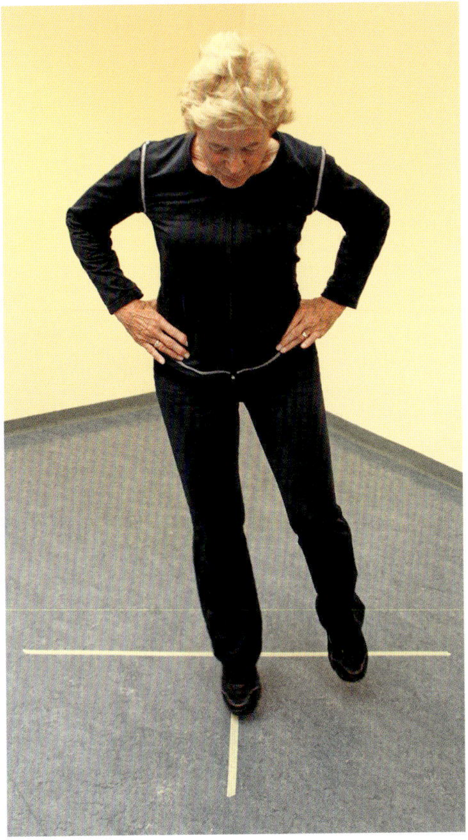

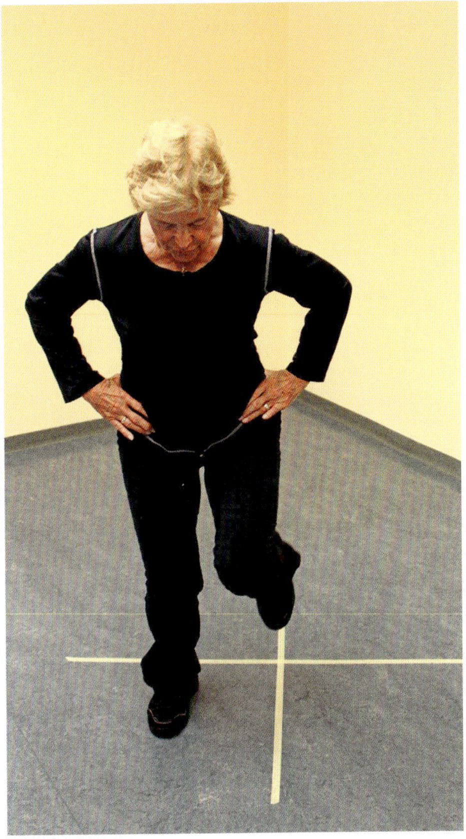

Diese Übung bedarf einiger Vorbereitung, und sollte erst nach entsprechender Übung durchgeführt werden! Aus der Schrittposition werden Wechselsprünge durchgeführt. Dabei ist auf entsprechende Spannung in Gesäß und Beinmuskulatur zu achten. Mit zunehmender Kraftfähigkeit können die Sprünge auch in den angedeuteten Ausfallschritt erfolgen.
Eine andere Art der Wechselsprünge (siehe Abbildung) ist der Sprung links und rechts über eine Linie.

Tapping

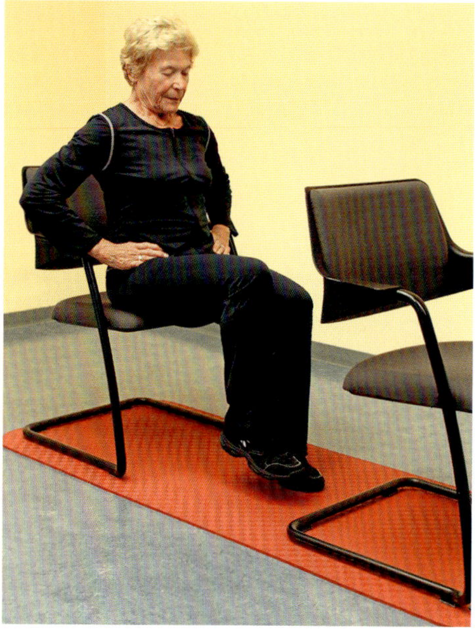
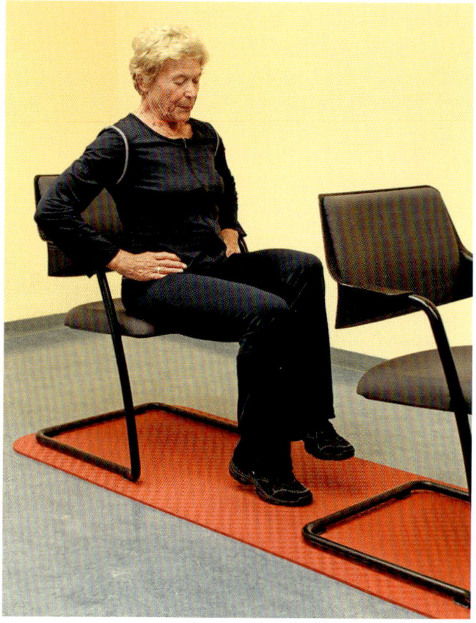
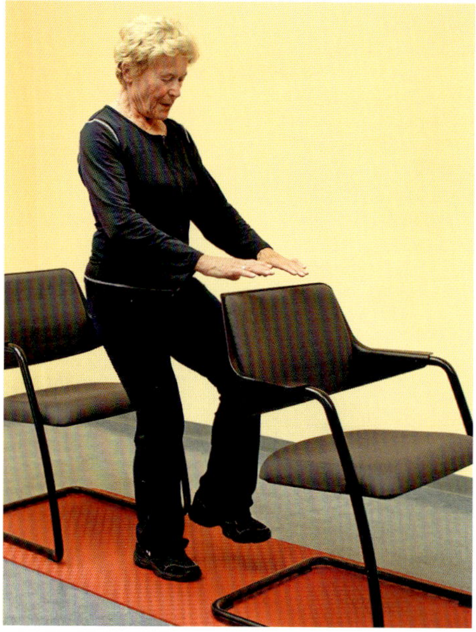
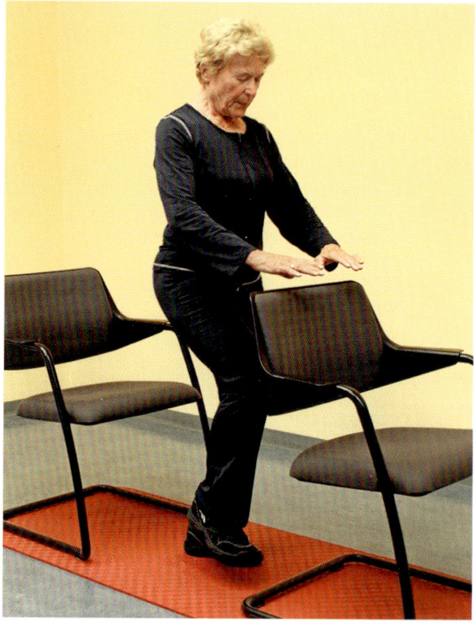

Benötigt wird eine Sitzgelegenheit, bzw. eine Haltemöglichkeit für die Ausführung im Stehen. Zunächst nehmen Sie eine sitzende Position am Sessel ein. Das Gesäß berührt nur an der vorderen Hälfte den Sessel, sodass ein freies aufrechtes Sitzen möglich ist. Die Hände dienen neben den Oberschenkeln an der Sitzfläche, bzw. Lehne als Stütze. Die Fersen werden leicht vom Boden abgehoben, und mit den Zehenballen wird abwechselnd mit Druck auf den Boden getippt (als würde man auf einen großen Kippschalter drücken), kurzer Bodenkontakt und schnelles wechseln zwischen links und rechts. Die gleiche Aufgabe wird dann auch im Stehen ausgeführt. Hier ist es notwendig eine feste Haltemöglichkeit anzubieten. Im Stehen ähnelt die Übung anfangs schnellem Gehen am Stand und wird immer mehr zu einem hochfrequenten Standlauf.

Zielsprünge

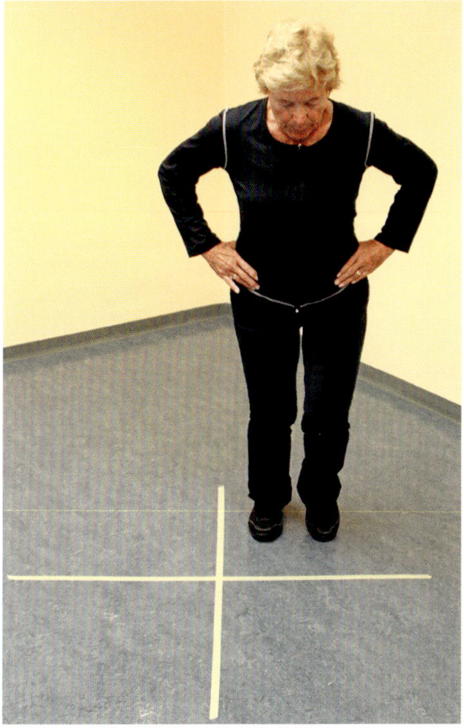

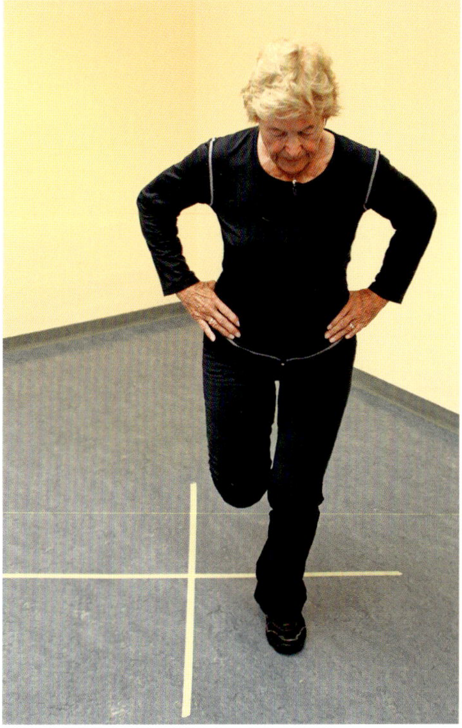

Sie stehen beidbeinig am Ausgangspunkt und springen beidbeinig in eine beliebige bzw. vorgegebene Richtung. Später stellen Sie sich das Ziffernblatt einer Uhr am Boden vor und springen entweder nach Ansage durch einen Zweiten, oder Selbstständig von Uhrzeit zu Uhrzeit. Statt der Uhr kann ein Raster am Boden als Orientierung dienen, bzw. Theraband Stücke. Weitere Veränderungsmöglichkeiten: beidbeiniger Absprung, einbeinige Landung. Einbeiniger Absprung, einbeinige Landung. Absprung mit rechts, Landung mit links und umgekehrt.

Schutzschritte

Die Verletzungsgefahr ist bei Stürzen durchaus gegeben. Allerdings kann man selbst bei unvermeidbaren Stürzen lernen sich richtig zu verhalten und Verletzungen verhindern oder zumindest glimpflicher ablaufen lassen zu können. Eine der häufigsten Sturzarten im Innenbereich ist das Stolpern. Um das Abfangen des Stolperns zu üben, bzw. die Verletzungsgefahr bei einem Sturz nach vorne zu verhindern, empfiehlt sich ein langsamer methodischer Aufbau, da auch die Übungssituation als bedrohlich empfunden werden kann.

Grundlegend muss an dieser Stelle gesagt werden, dass beim Stolpern der Schwung nach vorne abgefangen werden sollte, um speziell die Verletzungswahrscheinlichkeit der Arme und des Kopfes zu verringern. Dies geschieht durch das Setzen eines Schutzschrittes, der die Geschwindigkeit stoppt. Zusätzlich wird bei Unmöglichkeit das Gleichgewicht wieder herzustellen die Sturzhöhe verringert und es wird Zeit gewonnen, die genutzt werden kann kontrolliert zu Boden zu gehen.

Folgender Übungsaufbau ist dabei empfehlenswert:

Es ist wichtig, dass erst zur nächsten Stufe gewechselt wird, wenn Sie es sich auch zutrauen, bzw. bei der aktuellen Stufe keine Bedenken mehr verspüren.

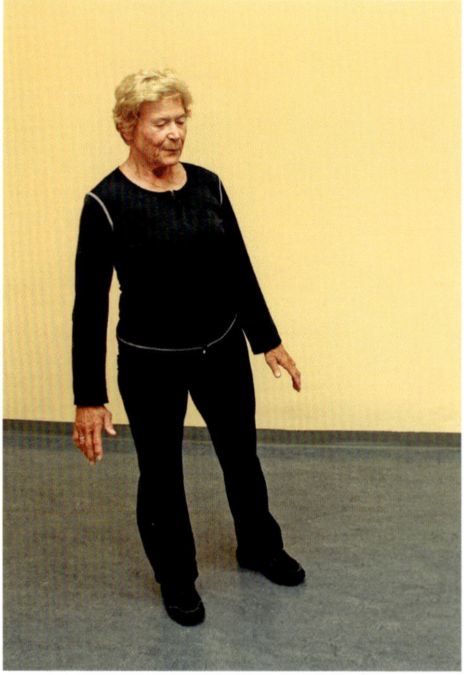

- Vor-/Rückschwanken

Im Stand wird versucht den Körperschwerpunkt wahrzunehmen, in dem das Gewicht langsam Richtung Zehen und dann wieder langsam Richtung Ferse verschoben wird. Es ist dabei immer auf ausreichende Sicherung zu achten. (vgl. Übung „Baum im Wind")

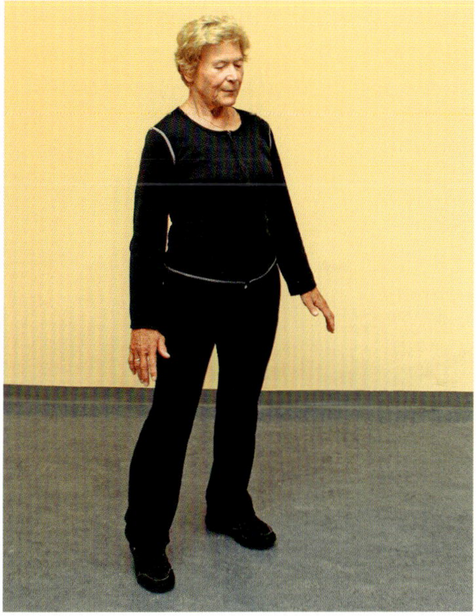

◀ Links-/Rechtsschwanken

Das Schwanken nach links und rechts wird zwischengeschaltet um das Abheben des unbelasteten Beines zu schulen.

▶ Kreisen um den KSP

Nun wird versucht den Körperschwerpunkt entlang der Grenzen der Standfläche zu spüren, in dem das Gewicht nach vorne, dann zur Seite, dann nach hinten und schließlich zur anderen Seite verlagert wird.

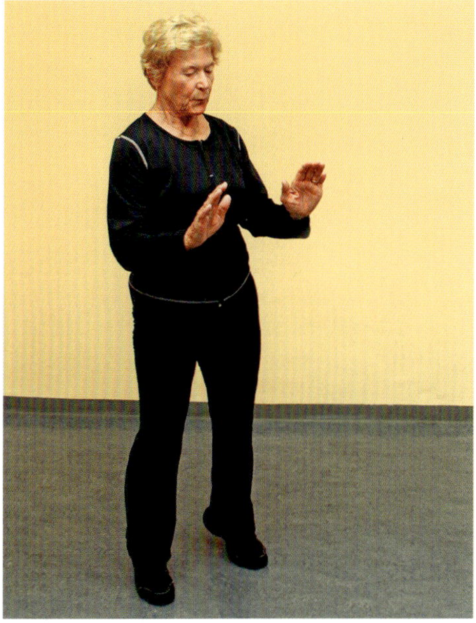

◀ Vor-/Rückschwanken und den Grenzpunkt halten versuchen

Als nächstes wird versucht die Grenzen des stabilen Standes zu spüren, in dem genau diese Grenzen möglichst lange gehalten werden müssen. Achtung: Es muss dabei in jede Richtung eine stabile Möglichkeit zum Festhalten vorhanden sein.

- Vor-/Rückschwanken und bewusst das Gleichgewicht nach vorne verlieren – kontrollierter Ausfallschritt

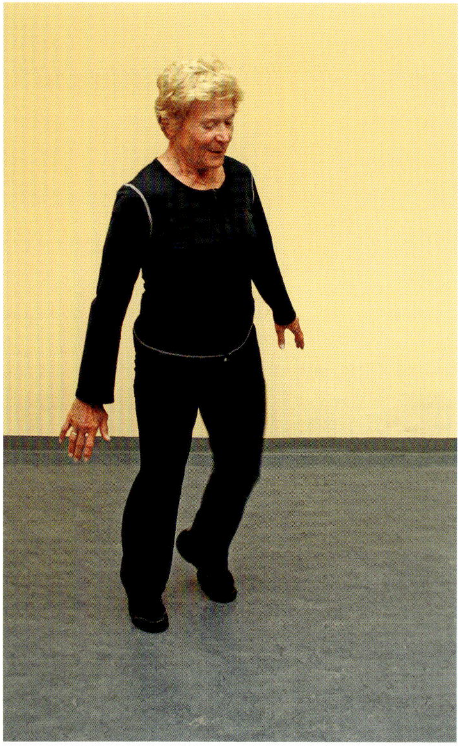

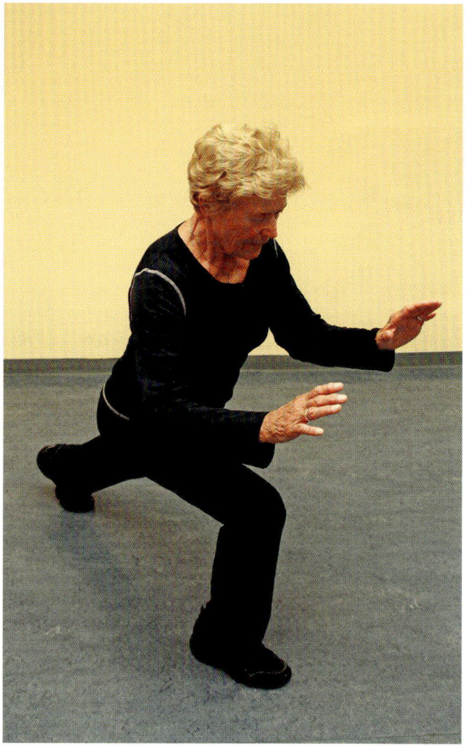

Das Gewicht wird nach vorne verlagert. Dabei wird der Körperschwerpunkt bewusst über die Standfläche hinaus bewegt. Die entstehende Fallbewegung wird durch einen Ausfallschritt gestoppt. Es ist wichtig, dass Sie ausreichend Zeit zur Verfügung haben, und sich anfangs auch festhalten dürfen. Es sollte außerdem darauf geachtet werden, dass der Schwung sofort gestoppt wird, und der Oberkörper nicht weiter nach vorne bewegt wird. Zusätzlich muss auf das schützende Heben der Arme hingewiesen werden. Stellen Sie sich vor, dass Sie den Boden treten!

Haben Sie die fünfte Stufe geschafft, haben Sie einen sicheren Schutzschritt erlernt. Sie können nun denselben Aufbau wählen und sich langsam dem Schutzschritt zur Seite nähern. Es empfiehlt sich diese Schritte ebenso wie auch die anderen Übungen regelmäßig zu wiederholen.

7 Training der Selbsteinschätzung

Eine gute Selbsteinschätzung benötigen Sie in vielen Situationen, bei denen Sie sich über den Ausgang Ihrer Handlung im Klaren sein müssen (z. B.: Übersteigen einer Pfütze). Besonders in Grenzsituationen ist es wichtig seine Fähigkeiten zu kennen. Versuchen Sie in den folgenden Übungen sich vorab immer richtig einzuschätzen. Das bedeutet, nicht der Erfolg in der Übung zählt sondern die richtige Einschätzung. Wenn Sie also glauben eine Distanz nicht übersteigen zu können, und Sie schaffen es tatsächlich nicht, ist die Einschätzung korrekt. Schaffen Sie es trotzdem, wird motorisches Lernen angeregt, da Sie etwas können, das Sie nicht für möglich hielten!

Knapp an einer Wand vorbeigehen

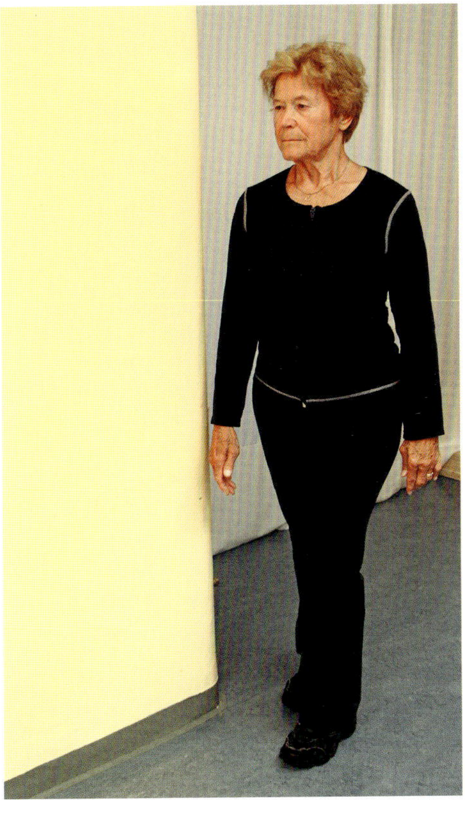

◂ Versuchen Sie mehrmals möglichst knapp an einem Türrahmen vorbeizugehen, sodass Sie im Idealfall mit der Schulter gerade (nicht) streifen. Funktioniert das gut, können Sie versuchen im Augenblick kurz vor dem Vorbeigehen in die andere Richtung zu sehen. Achtung: Auch hier ist eine Haltemöglichkeit sehr empfehlenswert!

Distanz übersteigen – Sternschritt

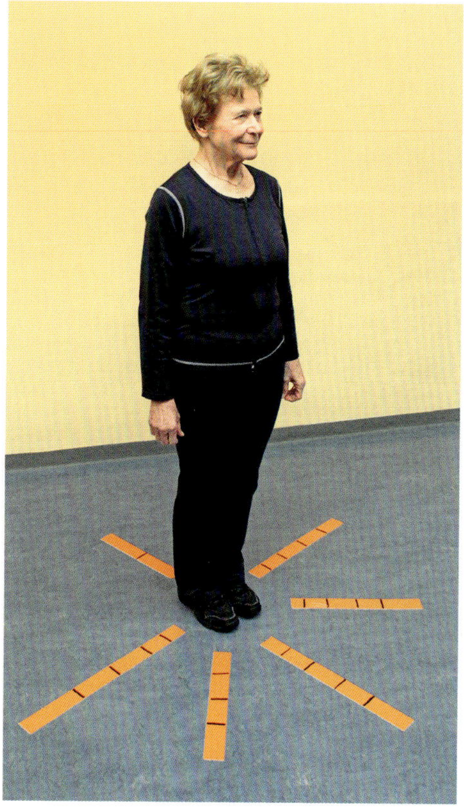

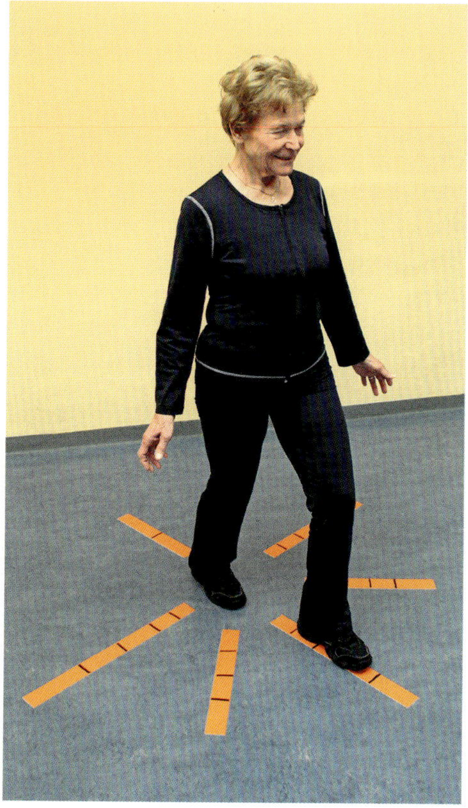

Markieren Sie sich auf Ihrem Übungsplatz mit Klebeband einen Stern am Boden. Falls Sie Probleme damit haben sollten, lassen Sie sich von einem Angehörigen diese Markierung machen. Zusätzlich sollten auf den Klebebändern im Abstand von 3-5cm gut sichtbare Quermarkierungen aufgemalt werden. Bei dieser Übung versuchen Sie anfangs nur nach vorne einen Schritt zu machen, und wieder in die Ausgangsposition zurück zu kehren. Versuchen Sie sich vor jedem Schritt einzuschätzen, ob die von Ihnen geplante Distanz möglich ist. Nicht die maximale Weite des Schritts ist das Ziel sondern die richtige Einschätzung. Wenn Sie sich sicher fühlen führen Sie die Übung auch zur Seite durch. Für Schritte rückwärts, sollten Sie jedenfalls eine Hilfsperson zur Seite haben.

Hindernis übersteigen

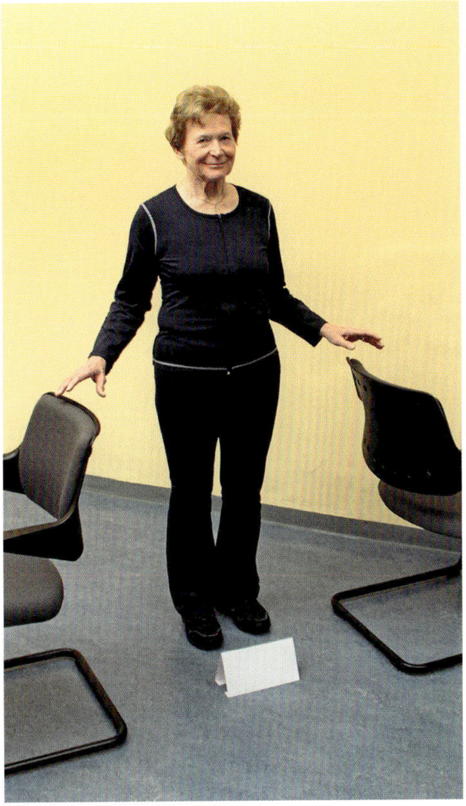

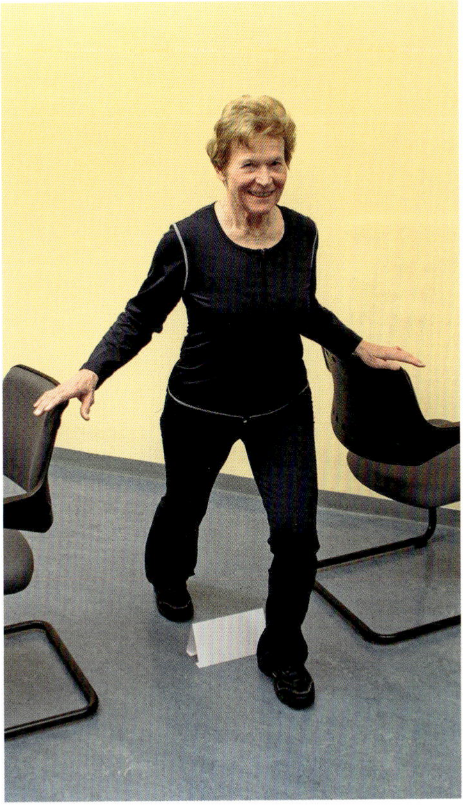

Sie falten sich wie abgebildet ein Blatt Papier und legen es auf den Boden, sodass ein Hindernis entsteht. Versuchen Sie nun wiederholt über das Hindernis sowohl vorwärts als auch rückwärts zu steigen. Um das Ausmaß der Erhöhung besser wahrzunehmen, steigen Sie immer enger über das Hindernis.

Steigerungsmöglichkeiten und empfohlene Reihenfolge

1. Versuchen Sie die Schritte in Zeitlupe
2. Legen Sie mehrere Hindernisse hintereinander
3. Ein Auge schließen

Krafteinsatz – Fuß- und Handboccia

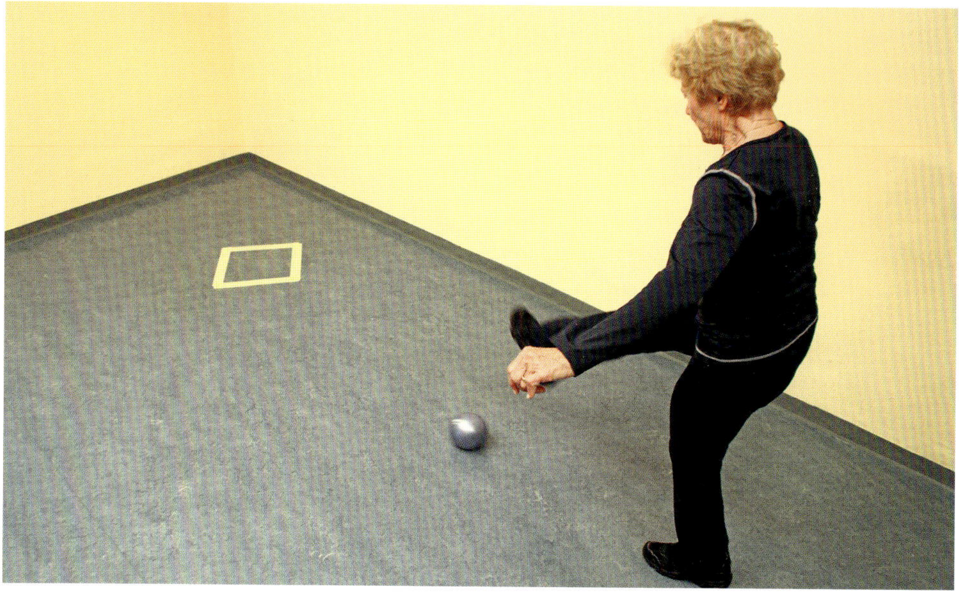

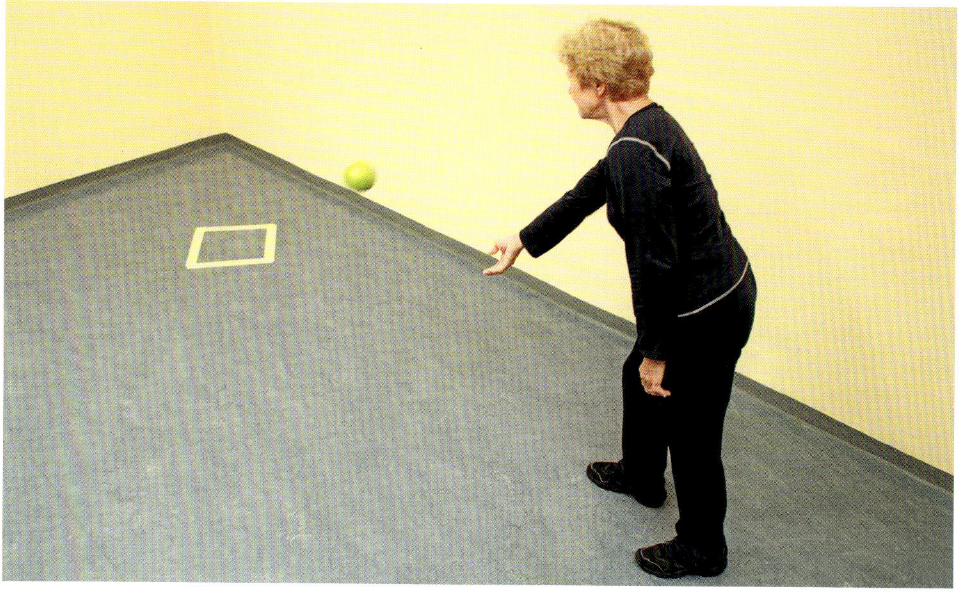

Markieren Sie ein Ziel am Boden vor sich (z. B. mit einem kleinen Ball). Nun rollen Sie mit dem Fuß möglichst knapp einen weiteren Ball dorthin. Alternativ können Sie auch mit dem Arm einen Wurf machen. Wiederholen Sie diese Übung über unterschiedliche Distanzen, um verschiedene Krafteinsätze zu schulen!

8 Training der Ausdauer – Trainingsempfehlungen

Herzkreislauftraining kann beim gesunden alten Menschen bis ca. 75 Jahren nach üblichen gesundheitsorientierten Richtlinien geschehen (vgl. Van den Berg, 2008) Im höheren Alter und bei untrainierten Älteren tritt das Ausdauertraining hinter Kraft und Koordinationstraining zurück, da hier mehr die erfolgreiche Bewältigung des Alltags im Vordergrund steht. Außerdem werden gesundheitsbezogene Anpassungen in diesem Alter bereits durch Spaziergänge etc. erreicht. Nach einer Studie von Fricker et al. (2012) müssen die Auswirkungen von intensivem Ausdauertraining auf das Gleichgewicht bedacht werden: Nach maximaler Belastung zeigt sich eine herabgesetzte Gleichgewichtskontrolle. Das führt zu einer temporär erhöhten Sturzanfälligkeit. Aus diesem Grund sollte hochintensives Ausdauertraining aufgrund der Verletzungsanfälligkeit gemieden werden.

Besonders Grundlagenausdauertraining, in verletzungsarmen Sportarten durchgeführt, nimmt aber einen wichtigen gesundheitlichen Stellenwert ein. Werden zudem Bewegungsformen wie das Gehen gewählt, so sind auch die Auswirkungen auf die Knochendichte durchaus positiv zu bewerten. Wobei durch Gehen allein keine Knochendichtezunahme erwartet werden kann (vgl. Kap. 9, Tab. 10).

Um die richtige Herzfrequenz zu bestimmen empfiehlt sich eine Belastungsergometrie beim Internisten, um auch gesundheitliche Einschränkungen auszuschließen. Für eine grobe Einschätzung wird in einer angepassten Karvonenformel das gesundheitsorientierte Training folgendermaßen definiert. Hierbei kann die Trainingsfrequenz näherungsweise bestimmt werden:

Belastungsintensität =
Faktor x (maximale Herzfrequenz – Ruheherzfrequenz) + Ruheherzfrequenz

Maximale Herzfrequenz ...
Bestimmt man mit einem Ausbelastungstest (beim Internisten)

Ruheherzfrequenz ...
Die Herzfrequenz kurz vor dem Aufstehen am Morgen

Faktor 0,6 ... extensives Ausdauertraining ... Grundlagenausdauer 1
(60–70% der maximalen Herzfrequenz)

Faktor 0,8 ... intensives Ausdauertraining ... Grundlagenausdauer 2
(70–80% der maximalen Herzfrequenz)

Es muss betont werden, dass im Alter häufig Störgrößen bei der Herzfrequenz auftreten können (u. a. Medikamente (Beta-Blocker), die eine Steuerung über die HF nicht möglich machen. Deshalb kann auch erfolgreich mit der Borg-Skala gearbeitet werden.

Die Borg-Skala ist eine Möglichkeit der subjektiven Selbsteinschätzung. Es hilft Ihnen dabei die messbaren Werte (Herzfrequenz, Blutdruck, ...) auch subjektiv wahrzunehmen. Für das Grundlagenausdauertraining (GAT1) sollten Sie sich nur leicht angestrengt fühlen (Borg 2–3). Für das intensive Grundlagenausdauertraining (GAT2) dürfen Sie schon etwas mehr Anstrengung spüren (Borg 4).

Tabelle 8: 10-stufige Variante der Borg- bzw. RPE-Skala

0	=	überhaupt keine Anstrengung
0,5	=	sehr, sehr milde (knapp wahrnehmbar)
1	=	sehr milde
2	=	milde
3	=	mäßig
4	=	recht schwer
5	=	schwer
6		
7	=	sehr schwer
8		
9	=	sehr, sehr schwer (fast maximal)
10	=	maximale Anstrengung

Trainingseinheiten

Man unterscheidet unterschiedliche Trainingsmethoden (Dauermethode, Intervalltraining, Wechseltempo, Fahrtspiel, ...)

Für Ihr selbstständiges Training empfehlen sich Dauermethode und Wechseltempo. Sie sollten anfangs eine minimale Belastungszeit von 10 min nicht unterschreiten und möglichst bald auf 30 min oder mehr steigern. Grundsätzlich gilt eine Belastungszeit von 150 min pro Woche anzustreben.

Dauermethode

Bei der Dauermethode versuchen Sie über die gesamte Belastungszeit in einem Trainingsbereich (z. B.: GAT1) zu bleiben. Sie halten also die Herzfrequenz und das Belastungsempfinden stabil.

Wechseltempo

Beim Wechseltempo wechseln Sie zwischen den Intensitäten (GAT1 und GAT2). Dabei sollten Sie ca. 10 min mindestens in einer Intensität bleiben.

Achten Sie bei Ihrem Ausdauertraining auf eine Verteilung von 60% im GAT1-Bereich und 40% im GAT2-Bereich. Dadurch wird eine ausgewogene Mischung gewährleistet, die Ihnen gesunde Trainingsfortschritte ermöglicht!

Intervalltraining

Als Einstieg können Sie auch auf die Intervallmethode zurückgreifen. Das ist vor allem dann sinnvoll, wenn Sie schon nach wenigen Minuten Training erschöpft sind. Versuchen Sie beim Intervalltraining Belastungsphasen und Erholungsphasen hintereinander zu stellen. Z. B.: Sie können nur wenige Minuten trainingswirksam flott gehen. Versuchen Sie eine Minute zügig zu gehen und eine trainingswirksame Intensität zu erreichen. Gehen Sie nun fünf Minuten betont langsam. Sobald Sie sich subjektiv erholt fühlen, beschleunigen Sie wieder und versuchen eine weitere Minute flott zu gehen. Diese Vorgehensweise lässt sich auf alle Ausdauerbewegungsformen anwenden. Mit der Zeit erhöhen Sie die Belastungsphasen und reduzieren Sie die Zeit der Erholungsphasen immer mehr.

9 Trainingskonzepte und Sportarten

9.1 Springen zur Verbesserung der Knochendichte

Wie eingangs schon erwähnt ist Sprungtraining durchaus eine effektive Maßnahme, um die Knochendichte zu erhöhen. Man muss sich aber im Klaren sein, dass Springen als Bewegungsform durchaus vorbereitet werden will.

9.2 Ganzkörpervibrationstraining (Pro und Kontra)

Innerhalb eines Jahres konnten in einer Studie sowohl Training als auch Training in Kombination mit **Vibrationstraining** die Knochendichte der Wirbelsäule erhöhen, während die Knochendichte in der Hüftregion konstant blieb. Einzig bei der Kombination Training und Vibrationstraining konnte einer Reduzierung der Sturzzahl erreicht werden (von Stengel et al., 2009). Ebenso zeigten sich messbare Erfolge in einem Jahr (vgl. Lai et al., 2013). Kurzzeitiges Vibrationstraining über wenige Wochen ist nicht geeignet um die Knochendichte zu steigern (vgl. Gómez-Cabello et al., 2013). Stolzenberg (2013) konnte in einer Studie zeigen, dass sowohl Krafttraining in Kombination mit Balancetraining als auch Balancetraining und Vibrationstraining kombiniert vergleichbare Erfolge erzielt. Ebenso sind die Verbesserungen in der Gleichgewichtskontrolle nicht über die erreichten Resultate von Vibrationstraining zu stellen (vgl. Stolzenberg et al., 2013). Somit ist Ganzkörpervibrationstraining als Bereicherung zu bestehenden Trainingskonzepten anzusehen, allerdings nicht als Wundermittel. Zusätzlich stehen relativ hohe Anschaffungskosten dem möglichen und effektiven Training mit dem eigenen Körpergewicht gegenüber.

9.3 Empfehlenswerte und weniger empfehlenswerte Sportarten

Die Kombination von 2-maligem **Tanzen** und **Step Aerobic** mit intensivem Krafttraining (70% des 1 RPM) pro Woche ist bei Frauen mit Osteopenie sehr gut als Osteoporoseprävention geeignet (vgl. Preisinger, 2010).

Tabelle 9: Sportarten und Osteoporose – Empfehlenswerte und weniger empfehlenswerte Bewegungsformen

Sportart/ Bewegungsform	Osteoporose Prävention/ bei Osteopenie	Bei manifester Osteoporose	Verletzungs-gefahr	Wirkung auf die Knochendichte
Krafttraining	+	+	gering	Erhöhend
Laufen	+	+	mittel	Erhöhend
Nicht-Kontakt-Ballsport (z. B.: Volleyball)	+	=	mittel	Sprünge (+), Erhöhend
Aerobic, Step Aerobic, Tanz	+	+	mittel	Erhaltend bis erhöhend (je nach Intensität)
Wandern/Bergwandern	=	=	mittel	Erhaltend bis leicht erhöhend
Walking/Nordic Walking	=	=	gering	Erhaltend
Radfahren	=	=	mittel	LWS (keine positive Wirkung), OS-Hals (erhaltend)
Ergometer fahren (Standrad)	=	=	gering	LWS (keine positive Wirkung), OS-Hals (erhaltend)
Inlineskating/Eislaufen	=	=	hoch	Erhaltend
Tennis	=	=	mittel	Erhaltend
Golf	=	=	gering	Keine positiven Auswirkungen erwartbar
Wassergymnastik	–	=	gering	Erhaltend bei manifester Osteoporose
Schwimmen	–	–	gering	Bei häufigem Schwimmen sinkende Knochendichte

Sowohl **Tai Chi** als auch **Qi Gong** sind als Maßnahme zur Sturzprävention zu empfehlen (vgl. Rogers et al., 2009). So haben inzwischen mehrere Untersuchungen nachgewiesen, dass das Sturzrisiko stark sinken kann (vgl. Wolf et al., 1996; Li et al., 2005). Beide Studien konnten speziell das Risiko von multiplen Stürzen um 47% (Wolf et al., 1996) bzw. 55% (Li et al., 2005) senken. Zusätzlich werden sowohl Verbesserungen in Gleichgewicht und Kraft gemessen. Des Weiteren konnte die Sturzangst in der Untersuchung von Li et al. (2005) deutlich gesenkt werden. Allerdings scheint Tai Chi bei selbstständig lebenden Älteren nicht wirkungsvoll zu sein (vgl. Logghe et al., 2009). Dazu muss aber gesagt werden, dass der Begriff Tai Chi nicht ausreicht um eine Intervention zu definieren. Es muss immer zielgruppenorientiert eingesetzt und adaptiert werden. Anpassungen bzw. Veränderungen der Original-Formen sollten nur mit Bedacht durchgeführt werden, da auch Tai Chi einem „trainingswirksamen" Reiz unterliegt. Wird einer Form zum Beispiel der Teil des Schritts entzogen, so fällt ein entscheidender Faktor, nämlich die kontrollierte Verlagerung des Körperschwerpunkts weg, was zur Folge hat, das einerseits die Bewegung stark entfremdet wird und andererseits die Wirksamkeit verloren geht.

Schwimmen und Wassergymnastik nehmen in Bezug auf Osteoporose eine Sonderstellung ein. Es ist eine Tatsache, dass Bewegung im Wasser von vielen als angenehm empfunden wird und mehr oder weniger gefahrlos hinsichtlich möglicher Verletzungen ist. Einige Studien weisen auch bei Personen mit verringerter Knochendichte bei Wassergymnastik (vgl. Tsukahara et al., 1994; Rotstein et al., 2008) auf einen Trend hinsichtlich Erhalt bzw. einer leichten Verbesserung der Knochendichte im Vergleich zur Kontrollgruppe hin. Es lassen sich effektiv Lebensqualität und Gleichgewicht verbessern. Die Angst vor Stürzen wird aber nicht verringert (vgl. Devereux et al., 2005). Bewegungsformen mit Gewichtsübernahme sind effektiver für das Knochenwachstum als Bewegungsformen mit Gewichtsentlastung (vgl. Sinaki, 2010).

Besonders als Osteoporose-Prävention sind sowohl Schwimmen als auch Wassergymnastik nicht empfehlenswert und werden sogar als Risikofaktor gewertet. So konnte gezeigt werden, dass Schwimmerinnen und Taucherinnen eine geringere Knochendichte aufwiesen als alle anderen Sportlerinnen (mit Ausnahme von Rudern und Langstreckenlauf) (vgl. Mudd et al., 2007).

Vom **Radfahren** muss als Sportart zur Prävention oder bei Osteoporose abgeraten werden, wie eine Untersuchung belegt, bei der Leistungssportler mit Nichtsportlern verglichen wurden. Dabei wiesen die Leistungssportler eine signifikant niederere Knochendichte (–10%) im Bereich L1–L4 auf (vgl. Medelli et al., 2009).

10 Training mit Geräten

10.1 Hilfreiche Hinweise für das Training im Fitnessstudio

Sie können Ihr Training auch in einem Fitnessstudio absolvieren. Gerätegestütztes Training hat vor allem dann Vorteile gegenüber dem Training mit dem eigenen Körpergewicht, wenn man entweder Entlastung benötigt oder aber mehr Gewicht als das eigene Körpergewicht bewältigen kann.

Erreichen Sie bei den Übungen die Wiederholungszahl nicht, oder schaffen Sie viel zu viele Wiederholungen auch mit den empfohlenen Steigerungsmöglichkeiten, ist Ihnen der Gang ins Fitnessstudio sehr zu empfehlen. Dabei ist allerdings nicht jedes Fitnessstudio gleich.

Besteht eine chronische Erkrankung, wie zum Beispiel Osteoporose oder haben Sie körperliche Einschränkungen oder Beschwerden, dann sollten Sie bei der Wahl Ihres Studios auf folgende Kriterien achten:

- **Das Fitnessstudio Ihrer Wahl bietet Ihnen qualifiziertes Personal**

  Es gibt im Trainingssektor unterschiedliche Ausbildungen mit unterschiedlichem Niveau. Die vor Ort arbeitenden Trainer/innen sollten eine abgeschlossene Ausbildung vorweisen können. Natürlich sind Sportlehrer/Sportwissenschaftler und Physiotherapeuten sehr gut ausgebildet, und es ist sehr gut, wenn Sie vor Ort diese Fachgruppen vorfinden. Aber auch Trainer/innen mit Fortbildungen in medizinischen Inhalten (Vorgehen nach Reha, etc.) bieten Ihnen qualifizierte Betreuung.
  Bietet das Fitnessstudio allerdings keine Betreuung oder nur ungeschultes Personal, sollten Sie ein anderes Fitnessstudio aussuchen.

- **Das Fitnessstudio bietet betreute individuelle Einschulungen an den Geräten**

  Idealerweise gibt es im Fitnessstudio eine mehrstufige Einführungsphase. Dabei sollten im Erstgespräch wichtige gesundheitliche Fragen gestellt werden, dann sollte ein Basis-Check ohne Maximalbelastung zu Koordination Kraft und Ausdauer gemacht werden, um Ihre Leistungsfähigkeit zu bestimmen. Darauf aufbauend und auf Ihre Bedürfnisse eingehend sollte Ihr erster Trainingsplan erstellt werden. Scheuen Sie sich nicht, vor allem in der Anfangsphase, viel und regelmäßig zu fragen!

- **Ihr Trainingsplan wird regelmäßig (auf Nachfrage) erneuert und angepasst**

  In der Einleitung haben Sie schon darüber gelesen: Die Intensität macht die Effektivität des Trainings aus. Daher ist es wichtig, dass Ihr Trainingsfortschritt überwacht wird. Falls Sie nicht regelmäßig (ca. alle 12 Wochen) einen neuen Trainingsplan bekommen, ist es empfehlenswert selbst nachzufragen, um Variation und Intensität im Training zu haben. Ein neuer Plan bringt nichts, wenn Sie nicht regelmäßig zum Training gehen.

- **Sie werden auch beim selbstständigen Training kontrolliert und Bewegungen im Bedarfsfall korrigiert**

  In einem guten Fitnessstudio gehen die Trainer/innen durch und fragen nach Befinden der Mitglieder und korrigieren vor allem Fehler, die sich einschleichen. Falls Sie unsicher sind bei einer Übung, scheuen Sie nicht nachzufragen!

- **Das Fitnessstudio bietet eine für Sie angenehme Atmosphäre, sodass Sie gerne hingehen**

  Wichtig ist natürlich auch, dass Ihnen das Fitnessstudio gefällt. Ist das Personal freundlich? Ist das Studio sauber? Diese und ähnliche Fragen sind wichtig, da Sie ja mehrmals die Woche hingehen sollten. Für die Motivation ist es wichtig, dass Sie gerne dort sind und sich wohlfühlen können!

11 Ernährung und Osteoporose

Kalzium- und Vitamin-D-Gabe werden bei Osteoporose häufig empfohlen, um die Knochendichte zu verbessern. Hierzu gibt es unterschiedliche und teils sehr widersprüchliche Ergebnisse. Diese betreffen mögliche gesundheitliche Risiken aber auch die Unsicherheit im Hinblick auf die richtige Dosierung (vgl. Sameer et al., 2013). Daher ist hier eine individuelle Beratung bei Ihrem behandelnden Arzt unbedingt nötig. Abzuraten ist bei Nahrungsergänzungen eindeutig von der Devise: Mehr bringt mehr. Häufig ist das Gegenteil der Fall. Daher sollten Sie nur unter fachlicher Betreuung Nahrungsergänzungen einnehmen, sofern Sie diese überhaupt brauchen.

Wichtig ist es sich von einem/r Diatologen/in beraten zu lassen, da viele Inhaltsstoffe durch ausgewogene Ernährung gedeckt werden können. Dazu zählen vor allem Eiweiß (wichtig für die Muskulatur) und auch Kalzium (wichtig unter anderem für Ihre Knochen).

Im Hinblick auf die Verletzungsgefahr im Falle eines Sturzes ist Vitamin D wichtig (vgl. Rizzoli et al., 2009). Dabei sind gemeinsam wirkende sich positiv unterstützende Auswirkungen von Vitamin D und Krafttraining erwartbar (vgl. Daly et al., 2010). Allerdings sind auch hier widersprüchliche Ergebnisse zu finden. So bringt eine zusätzliche Gabe von Vitamin D nichts, wenn kein Mangel vorliegt (vgl. Gillespie et al., 2012).

Beachten Sie aber jedenfalls

Achten Sie darauf ausgewogen und vor allem ausreichend zu Essen. Die Knochen wachsen durch mechanische Belastung. Untergewicht und geringe Aktivität bedeuten reduzierte mechanische Belastungen und sind somit Gift für den Knochen. Vor allem Untergewicht ist ein Risikofaktor für Stürze aber vor allem sich bei einem Sturz zu verletzen. Das soll nicht heißen, dass Sie ungehemmt zunehmen sollen, übermäßiges Übergewicht ist ebenfalls nicht ideal, aber ein gewisses Maß an Fettreserven ist für die Stabilität ihrer Knochen als Trainingsreiz aber auch als Schutzpolster durchaus positiv und sinnvoll! Beachten Sie, dass Sie auch durch körperliche Bewegung zusätzlich Energie verbrauchen. Daher sollten Sie auch entsprechend mehr essen. Beispielsweise wird bei einem am selben Tag durchgeführten Krafttraining eine Kaloriengabe von zusätzlich 360kcal empfohlen!

Allgemeine Ernährungstipps

Achten Sie auf eine ausgewogene Kalziumreiche Ernährung (empfohlen werden 1000 mg – maximal 1500 mg – pro Tag laut des Dachverbandes für Osteologie). Hier gelten 4 Portionen eines kalziumreichen Lebensmittels als bedarfdeckend (z. B.: Joghurt, Hartkäse oder Gemüsesorten wie Brokkoli, Lauch, Spinat etc.). Zusätzlich ist kalziumreiches Mineralwasser empfehlenswert.

Achten Sie auf eine vitaminreiche Ernährung. Dabei sollten vor allem die Vitamine A, C, K und die Vitamine B_6 und B_{12} und Folsäure regelmäßig aufgenommen werden.

Wichtig ist auch das Vitamin D, dass nur zu ca. 20 Prozent durch die Nahrung (z. B.: Hering, Lachs, Margarine, Eigelb, Leber) aufgenommen werden kann. Daher sollte man in den sonnenreichen Monaten mindestens 15 min besser 30 min im Freien sein!

Achten Sie darauf, dass Ihr Körper nicht übersäuert. Die Gefahr besteht bei übermäßigem Verzehr von Fleisch, Fisch Eiern, Weißmehlprodukten, Zucker, Kaffee und Alkohol. Basenbildend sind Lebensmittel, wie Gemüse, Molke und reife Früchte. Wichtig auch hier gilt: Ausgewogene und abwechslungsreiche Ernährung. Zusätzlich sollte bedacht werden, dass die Muskeln Eiweiß benötigen!

Vermeiden Sie Kalziumräuber, wie den Lebensmittelzusatzstoff Phosphat, der in unterschiedlichen Arten als Konservierungsmittel, Säuerungsmittel, Säureregulator und als Emulgator verwendet wird. Phosphate sind unter anderem in Fertiggerichten, aromatisierten Getränken, sterilisierter und ultrahocherhitzter Milch, Milchpulver und Fastfoodgerichten zu finden. Phosphate verbergen sich oft hinter den „E"-Nummern, die auf Lebensmitteln zu finden sind. Empfehlenswert ist es sich bei Verbraucherschutzorganisationen über die genauen Inhalte zu informieren.

Kaffee, Alkohol und Nikotin gelten auch als Knochenräuber und sollten, wenn möglich deutlich reduziert genossen, bzw. vor allem das Rauchen komplett gestrichen werden. Kaffee und Alkohol in Maßen genossen, können durchaus positive Wirkungen erzielen.

Auch übermäßiger Verzehr von Rohkost kann die Aufnahme von Kalzium reduzieren. Achten Sie daher darauf, dass Sie nicht mehr als die Hälfte Ihrer täglichen Mahlzeiten in rohem Zustand aufnehmen (vgl. El Masry & Ruf, 2013).

12 Literaturverzeichnis

Begerow, Pfeifer & Minne (2004). Sport und Bewegungstherapie in der Rehabilitation der Osteoporose. *Deutsche Zeitschrift für Sportmedizin, 55* (11), 301–302.

Borgo, M. J. & Sinaki, M. (2010). Back Progressive Resistive Exercise Program to Reduce Risk of Vertebral Fractures. *Journal für Mineralstoffwechsel, 17* (2), 66–71.

Buchbauer, J. & Kling, M. (2007). *Fit ab 50+ Fitness ist keine Frage des Alters.* Schorndorf: Hofmann.

Daly, R. M. (2010). Independent and combined effects of exercise and Vitamin D on Muscle Morphology, Function and Falls in the Elderly. *Nutrients, 2,* 1005–1017.

Diegisser, A. (2013). *Der Einfluss von Wirbelsäulenschmerz, Wirbelsäulenstatik und Wirbelsäulenbeweglichkeit auf das Sturzrisiko.* Dissertation. http://www.unimedizin-mainz.de/fileadmin/kliniken/physik_therapie/Dokumente/Wissenschaft/Dissertation_A.Diegisser.pdf. Zugriff am 9.6.2014.

Dirks & Leeuwenburgh (2005). Der Einfluss von Alter und Training auf die Apoptose im Skelettmuskel. *Deutsche Zeitschrift für Sportmedizin, 65* (3), 62–67.

El Masry, Ch. & Ruf, K. (2013). *Osteoporose – Vorbeugen und ganzheitlich behandeln.* München: Herbig.

Faulkner, K. A., Redfern, M. S., Cauley, J. A., Landsittel, D. P., Studenski, S. A., Rosano, C., Simonsick, E. M., Harris, T. B., Shorr, R. I., Ayonayon, H. N. & Newman, A. B. (2007). Health, Aging, and Body Composition StudyMultitasking: association between poorer performance and a history of recurrent falls. *J Am Geriatr Soc, 55* (4), 570–6.

Felsenberg, D. & Dietzel, R. (2009). Osteoporose – Wie man Frakturen verhindern kann. *Dt. Ärzteblatt, 106,* Heft 47.

Fricker, L., Donath, L., Faude, O., Cordes, M., Hanssen, H., Roth, R., Schmidt-Trucksäss, A. & Zahner, L. (2012). *Akuteffekte einer maximalen und submaximalen Ausdauerbelastung auf die posturale Kontrolle und die Gangstabilität bei gesunden Senioren.* http://www.sportwissenschaft.ch/LinkClick.aspx?fileticket=a98hVOi0DkI%3D&tabid=93&language=de-CH, Zugriff, am 14.10.2014

Gillespie, L. D., Robertson, M. C., Gillespie, W. J., Sherrington, C., Gates, S., Clemson, L. M. & Lamb, S. E. (2012). *Interventions for preventing falls in older people living in the community.* Cochrane Database Syst Rev. 2012 Sep 12;9:CD007146. doi: 10.1002/14651858.CD007146.pub3

Gómez-Cabello, A., González-Agüero, A., Morales, S., Ara, I., Casajús, J. A. & Vicente-Rodríguez, G. (2014). Effects of a short-term whole body vibration intervention on bone mass and structure in elderly people. *J Sci Med Sport, 17* (2), 160–4. doi: 10.1016/j.jsams.2013.04.020. Epub 2013 May 25.

Gruber, D. M. (2013). Österreichische Leitlinien zur HRT in der Knochengesundheit Osteoporose. *Interdisziplinär, Spectrum Osteoporose, 1,* 11–13.

Hackethal, J. (1995). *Der Meineid des Hippokrates.* Köln: Lübbe.

Jansenberger, H. (2010). Präventive Bewegung bei und zur Vorbeugung von Osteoporose. *Praxis Physiotherapie, 4,* 262 ff.

Kang, K.Y. (2013). Effects of Visual Biofeedback Training for Fall Prevention in the Elderly. *J. Phys. Ther. Sci., 25,* 1393–1395.

Karlsson, M. K., Nordqvist, A. & Karlsson, C. (2008). Physical Activity, muscle function, falls and fractures. *Food and Nutrition Research,* DOI: 10.3402/fnr.v52i0.1920

Kerschan-Schindl, K. (2012). Das Mechanostat-Modell. *Journal für Mineralstoffwechsel, 19* (4), 159–162.

Köhler, R. (2008). *Osteoporose und Sturzprävention durch Minimierung medizinischer und motorischer Risikofaktoren mittels sportlicher Intervention.* Göttingen: Sierke.

Kohrt, W. M., Bloomfield, S. A., Little, K. D., Nelson, M. E. & Yingling, V. R. (1985). American College of Sports Medicine Position Stand: physical activity and bone health. *Med Sci Sports Exerc, 36* (11).

Lai, C. L., Tseng, S. Y., Chen, C. N., Liao, W. C., Wang, C. H., Lee, M. C., Hsu, P. S. (2013). Effect of 6 months of whole body vibration on lumbar spine bone density in postmenopausal women: a randomized controlled trial. *Clin Interv Aging, 8,* 1603–9. doi: 10.2147/CIA. S53591. Epub 2013 Dec 4.

Lirani-Galvão, A. P. R. & Lazaretti-Castro, M. (2010). Physical approach for prevention and treatment of osteoporosis. *Arq Bras Endocrinol Metab, 54* (2), 171–8.

Mohr, J. (2009). *Stopp für Osteoporose und Herztod/Das vergessene Vitamin MK-7* (Herausgeber der deutschen Ausgabe: 2013) (7. Aufl.). Food for Health Publishing & Media BV, Nederland.

Muhaidat, J., Skelton, D. A., Kerr, A., Evans, J. J. & Ballinger, C. (2010). Are We Using The Right Dual Task Tests To Detect Mobility Problems? Perspectives From Older People. *Parkinsonism and Related Disorders, 16* (Supplement 1), 52–53.

Neuberger, M. (2013). Klinischer Risikofaktor Rauchen – Die Zigarette, der Stoffwechsel und der Knochen. *Spectrum Osteoporose, 2,* 14–15.

Pfeifer, M., Pollähne, W., Minne, H.W. (2003). Begutachtung bei Osteoporose Befunde – Kriterien – Beurteilung. *Orthopädie und Rheuma, 2,* 18–19.

Preisinger, E. (2010). Osteoporose: DVO-Leitlnien Physiotherapie und ICF. *Journal für Mineralstoffwechsel, 17* (2), 72–75.

Rizzoli, R., Bruyere, O., Cannata-Andia, J. B., Devogelaer, J. P., Lyritis, G., Ringe, J. D., Vellas, B. & Reginster, J. Y. (2009). Management of osteoporosis in the elderly. *Current Medical Research and Opinion, 25* (10), 2373–87.

Sameer Aggarwal, Nityanand (2013). Calcium and vitamin D in post menopausal women. *Indian J Endocrinol Metab, 17* (Suppl 3), 618–620.

Schönau, E. (2005). From mechanostat theory to development oft he „Functional Muscle-Bone-Unit". *Journal of Musculoskeletal and Neuronal Interactions, 5* (3), 232–238.

Schwesig, R. et al. (2006). Sensomotorisches Training im Alter und bei Osteoporose. *Bewegungstherapie und Gesundheitssport, 22,* 62–68.

Sinaki, M. (2010). Musculoskeletal Rehabilitation in Patienst with Osteoporosis – Rehabilitation of Osteoporosis Program-Exercise (ROPE). *Journal für Mineralstoffwechsel, 17* (2), 60–65.

Skelton, D. A. & Beyer N. (2003). Exercise and injury prevention in older people. *Scandinavian Journal of Medicine and Science in Sports, 13,* 77–85.

Stolzenberg, N., Belavý, D. L., Beller, G., Armbrecht, G., Semler, J. & Felsenberg, D. (2013). Bone strength and density via pQCT in post-menopausal osteopenic women after 9 months resistive exercise with whole body vibration or proprioceptive exercise. *J Musculoskelet Neuronal Interact, 13* (1), 66–76.

Stolzenberg, N., Belavý, D.L., Rawer, R. & Felsenberg, D. (2013). Whole-body vibration versus proprioceptive training on postural control in post-menopausal osteopenic women. *Gait Posture, 38* (3), 416–20. doi: 10.1016/j.gaitpost.2013.01.002. Epub 2013 Jan 31.

Toulotte, C., Thevenon, A., Watelain, E. & Fabre, C. (2006). Identification of healthy elderly fallers and non-fallers by gait analysis under dual-task conditions. *Clin Rehabil, 20* (3), 269–76.

Van den Berg, F. & Wulf D. (2008). *Angewandte Physiologie 6 – Alterungsprozesse und das Alter verstehen.* Stuttgart: Thieme.

Interessante Adressen

http://www.aktiongesundeknochen.at/

http://www.osteoporose-deutschland.de/

http://www.netzwerk-osteoporose.de/

http://www.osteoswiss.ch/